Elisabeth RAOUL

MANUEL PRATIQUE DE PRÉPARATION SOPHROLOGIQUE A LA MATERNITÉ

ou sophro-pédagogie obstétricale et maternelle

Préface du
Docteur Jeanne CREFF

3e tirage

MALOINE S.A. ÉDITEUR
27, rue de l'École de Médecine 75006 Paris

ISBN 2-224-00942-9

J'adresse mes remerciements,

à mon père le docteur René Coursault, qui m'a guidée dans le choix du métier de sage-femme et qui m'a encouragée à écrire ce livre.

au docteur Jeanne Creff, déléguée pour la France de l'école internationale de sophrologie médicale, qui a installé les cours de sophro-pédagogie obstétricale et maternelle pour les sages-femmes et qui a bien voulu écrire la préface.

au docteur Michel Chartier, chef du service de gynécologie et obstétrique, qui a permis à la sophrologie de se développer à l'Hôpital Notre-Dame de Bon Secours à Paris.

au docteur Maria Luisa Navarro et au docteur Jordi Rubio, qui nous ont apporté leur expérience de la sophro-pédagogie obstétricale et maternelle.

à toutes les femmes qui ont été préparées par cette méthode et qui ont accepté de témoigner.

Les mots suivis d'un astérisque sont définis brièvement dans le glossaire page 153.

Préface

Dans ce manuel, Elisabeth RAOUL, sage-femme à l'Hôpital Notre-Dame de Bon Secours, à Paris, a voulu communiquer le fruit de son expérience de la sophrologie à celles qui, comme elle, se vouent au métier de « faire naître ».

Notre collaboration remonte à l'année 1976. J'avais organisé à l'Hôpital Saint-Michel, à Paris, où je travaille, une première information de sophrologie pour les sages-femmes. Quelques mois plus tard, Elisabeth RAOUL allait me contacter. Elle était chargée, entre autre, de la préparation à l'accouchement dans le service du Docteur CHARTIER.

Je remarquai dans son caractère un trait qui s'alliait à sa personnalité et en recevait le dynamisme : la curiosité vis-à-vis de toute nouveauté susceptible d'enrichir son métier. Ce trait, mûri dans sa volonté, a permis que ce livre soit écrit.

Or, au cours de ces six dernières années, pendant lesquelles mes contacts avec les sages-femmes se sont multipliés et affermis, j'ai constaté que cette curiosité anime toutes les sages-femmes. C'est une sorte de caractère qui leur est propre, très vivant, profondément authentique et durable si j'en juge par l'éventail d'âge des sages-femmes qui fréquentent notre cours. Les débutantes y côtoient les sages-femmes confirmées et celles qui, proches de leur retraite, veulent encore découvrir et apprendre.

Il n'est donc pas étonnant que ces femmes, attachées par goût et par métier à « ce qui naît » aient été attirées par la sophrologie.

En effet, vous le verrez au long de ce livre, la sophrologie dont le but est de procurer à l'être humain une meilleure maîtrise de son corps et de son esprit face aux exigences et aux aléas de la vie, convient tout particulièrement à la femme enceinte.

La grossesse, l'accouchement et la maternité représentent trois situations qui bouleversent le corps et la vie d'une femme et qui nécessitent cette maîtrise. Or, les schémas archaïques avaient entouré ces étapes fondamentales d'ignorance, de peur et de fatalité. La femme subissait.

Il avait fallu attendre la deuxième partie de notre siècle pour que ce qui entoure la naissance sorte de l'obscurantisme, pour que la femme reçoive une éducation de son état qui l'aide à accoucher.

Avec la sophrologie un pas de plus est fait. La femme continue à être aidée, mais elle apprend aussi à s'aider elle-même. Elle le fera pendant sa grossesse qui est affaire de mois, pendant son accouchement qui est affaire d'heures, pendant sa maternité qui est affaire de toute une vie.

Au terme de la lecture de cet ouvrage, je pense que les sages-femmes verront comblée leur curiosité naturelle, car il apparaîtra, je crois, que la sophrologie appliquée à l'accouchement déclenche une triple naissance : celle d'un enfant, d'une femme, d'une mère.

Docteur Jeanne CREFF

CHAPITRE I

Généralités sur la sophrologie

HISTORIQUE

C'est en 1960, à Madrid, que le docteur Alfonso CAYCEDO, neuropsychiatre espagnol d'origine colombienne, a établi les fondements de la sophrologie.

La sophrologie étudie la conscience humaine : ses structures, ses possibilités et ses modifications produites par des méthodes physiques et psychiques.

Le docteur CAYCEDO a créé le mot sophrologie, qu'il fait reposer sur l'étymologie suivante :

— sos : harmonie, sérénité, tranquillité, équilibre,
— phren : psyché, âme, esprit, conscience,
— logos : étude, traité, science.

La sophrologie est donc l'étude de la conscience et des moyens qui permettent d'obtenir la tranquillité, l'équilibre, l'harmonie de l'esprit.

Le docteur CAYCEDO, pour étudier la conscience et ses aspects, a voyagé à travers l'Inde et le Japon pendant deux années. Là, il a rencontré des médecins orientaux, des mystiques, des grands yogis et il a approfondi ses connaissances en yoga, bouddhisme traditionnel et Zen.

Rentré en Espagne, il eut l'idée d'adapter aux occidentaux des techniques en usage en Orient et en les associant à des méthodes de relaxation utilisées en Occident — particulièrement celles de Schultz et de Jacobson — il mit au point la *relaxation dynamique*, axe de la sophrologie.

La relaxation dynamique est un relâchement volontaire du tonus des muscles du corps dans lequel viennent s'inscrire des séquences de *stimulations musculaires et articulaires, des respirations et des récupérations après l'effort qui aident à la prise de conscience du schéma corporel.*

Pour le mot *récupération,* il s'agit ici, non pas de reprendre ses forces après un effort comme on a l'habitude de l'entendre dans le langage courant mais de l'autre sens de recuperare, étymologie latine, à savoir porter l'attention et donc la conscience sur les sensations corporelles induites par les exercices musculaires, en quelque sorte prendre possession des sensations que l'on a provoquées, *recueillir ces sensations,* qui pourraient être perdues. Ainsi se construira chez le sujet, au cours de son entraînement, une connaissance concrète de son corps en même temps que s'opérera une *stimulation des aires correspondantes du schéma corporel,* dans le cortex cérébral, du fait des décharges d'influx éveillées à la périphérie par les diverses stimulations.

La relaxation dynamique vise à exercer une action *favorable et bienfaisante sur la conscience* en agissant sur le *tonus musculaire d'activité.*

En effet, on peut rappeler qu'on distingue d'une part :

— *le tonus de base,* en dehors de l'effort musculaire et d'autre part *le tonus d'activité.*

Le tonus d'activité se présente sous trois aspects :

— le tonus d'attitude,
— le tonus d'orientation,
— le tonus d'expression,

c'est par le tonus musculaire d'activité que la relaxation dynamique agit sur l'état et le niveau de la conscience (tonus mental).

Réciproquement, le « tonus mental » exerce une action sur le tonus musculaire. C'est ainsi qu'une personne très attentive a déjà un tonus musculaire élevé qui la prépare à agir. Au contraire, une personne dont l'esprit est distrait, réagit plus lentement, ses muscles ne sont pas prêts à l'action.

LA RELAXATION DYNAMIQUE ET SES TROIS DEGRÉS

Le premier degré

Elaboré à partir de techniques appartenant au Raja Yoga, est constitué d'exercices physiques et respiratoires.

Il est appelé également *« relaxation dynamique concentrative »* car le sophrologue va aider le patient à se *concentrer* sur les *sensations* :

- *intéroceptives :* c'est-à-dire provenant des organes internes. Ces sensations sont produites par la stimulation des récepteurs sensibles des vaisseaux et des viscères. Les récepteurs des vaisseaux sont sensibles à la douleur ou à la dilatation. Ceux des viscères à la distension ou à l'irritation viscérale.

- *proprioceptives :* qui sont produites par la stimulation des récepteurs des os, des articulations, des muscles et des tendons sensibles à la douleur, à la pression et à la tension.
- *extéroceptives :* qui sont produites par la stimulation des récepteurs situés dans la peau, sensibles aux excitants d'origine extérieure. Ce seront des sensations tactiles, thermiques, douloureuses ou de pression.

et sur les *sensations de récupération** après les exercices.

Celles-ci, nous l'avons vu, sont capitales parce qu'elles enrichissent la connaissance que nous pouvons avoir de notre corps et qu'elles favorisent en conséquence son épanouissement. Un exemple nous le fera comprendre facilement : une personne qui dispose de peu de vocabulaire a un langage pauvre, peu de formules, peu de tournures pour s'exprimer. De même, un corps qui ne vit pas, qui ne vibre pas de sensations est un corps muet, sans expression, sans communication. Poursuivant notre comparaison, on pourrait dire que la relaxation dynamique apprend à celui qui la pratique l'alphabet de son corps.

En effet, au moyen d'exercices ordonnés et méthodiques, le sujet reconnait comme siennes les sensations élémentaires qu'il puise à ses propres sources et qu'il mémorise dans sa conscience. Ce dernier point est important : dans la relaxation dynamique — les développements ultérieurs nous le préciserons — corps et conscience travaillent ensemble, ce qui différencie cette discipline de la simple gymnastique. Il ne s'agit pas du corps pour le corps, mais du corps pour la conscience d'être.

Celui qui s'entraîne, apprend à faire parler, à écouter son corps et à en développer l'harmonie.

Le deuxième degré

Appelé également *« relaxation dynamique contemplative »*.

Il fait appel à la dimension externe de la conscience celle qui nous *situe dans l'espace et dans le temps.*

Ce degré constitué d'exercices de *visualisation* liés à des exercices corporels, nous apprend à nous resituer concrètement et harmonieusement, à la fois dans notre schéma corporel, déjà équilibré dans le premier degré, et dans notre schéma existentiel, adapté au contexte de notre vie et de notre personnalité.

Il est complété d'exercices dont le but est d'affiner notre perception des organes des sens.

Le troisième degré

Appelé également *« relaxation dynamique méditative »*.

Il utilise des exercices dérivés du Zen ; il est fait d'activations dont le but est de renforcer l'accord entre la dynamique corporelle et la dynamique mentale senties et perçues précédemment dans les premier et deuxième degrés.

Ce degré se compose d'une *posture assise* (posture du troisième degré), inspirée de la posture Zazen, d'une légère mobilisation des muscles du bas ventre en synchronisation avec la respiration et d'une concentration mentale (dhyâna) les yeux entr'ouverts, qui réalise une concentration maximale des forces.

Cette posture harmonieuse et équilibrée demande une discipline et un effort suivis, tout au moins au début de sa pratique.

Telles sont les données de la sophrologie définies par le docteur Caycedo qui indique que chaque degré doit être travaillé pendant deux semaines, à raison de quatre séances hebdomadaires, d'une durée d'une heure environ chacune, sous la direction d'un sophrologue.

A l'aide de ces éléments, le patient pourra élaborer sa propre technique de relaxation dynamique et s'il s'entraîne 20 minutes par jour, il renforcera son activité physique et mentale.

La sophrologie s'est étendue à toutes les branches de la médecine notamment psychiatrie, cardiologie, gastro-entérologie, gynécologie. Cette discipline concerne également les sages-femmes et les dentistes.

LA MÉTHODE SOPHROLOGIQUE

Les états et les niveaux de la conscience

Le docteur Caycedo a proposé comme bases nouvelles :

- *Trois états de la conscience* (qui en sont les variations qualitatives)
  - la conscience ordinaire (d'une façon générale celle d'une vie quotidienne en équilibre)
  - la conscience pathologique (caractérisée par des altérations psychologiques ou mentales)
  - la conscience sophronique (qui tend vers la sérénité)
- *Plusieurs niveaux de conscience* (qui en sont les variations quantitatives en rapport avec le niveau de vigilance).

Et c'est ainsi qu'on distingue trois niveaux de vigilance :

— le niveau de veille ;
— le niveau de sommeil ;
— le niveau sophro-liminal* : que nous franchissons normalement au moment de nous endormir et au moment de nous éveiller.

La « sophronisation* » est le processus qui amène à la modification de niveau de conscience afin d'obtenir ce que le docteur CAYCEDO nomme : l'état sophronique. Plus simplement, c'est une détente physique et mentale, « au bord du sommeil ».

Elle peut être dirigée par le sophrologue qui prend alors une voix calme, douce, régulière qu'on appelle : *le terpnos-logos*, étymologie grecque. On trouve ce terme chez Platon dans son dialogue du Charmide : Socrate soigne Charmide, atteint d'un violent mal de tête, à l'aide d'une plante à laquelle il ajoute une incantation pour obtenir l'effet curatif ; Platon explique que le terpnos-logos calos, parole douce, monotone, monocorde agit sur le thymos, considéré comme le centre des émotions, en engendrant « l'état de calme, de concentration suprême de l'esprit, produit par les belles paroles ». (Charmide, 157 B).

Ensuite, avec l'habitude, le sujet pratique la sophronisation lui-même, mentalement, sans l'aide du terpnos-logos.

La « désophronisation* » est le processus qui fait revenir la personne à son niveau de veille, c'est-à-dire, à sa conscience ordinaire.

Pour pratiquer une « sophronisation », on commence par la fermeture des yeux et le relâchement de tous les muscles du corps depuis le visage jusqu'aux pieds. On continue cette relaxation jusqu'à ce que soit obtenu l'état de conscience au bord du sommeil.

La « désophronisation » se fait toujours de la même façon :

— activation de la respiration : 2 ou 3 respirations profondes ;
— reprise du tonus musculaire : mouvements du visage, des mains, des pieds ;
— étirement complet du corps ;
— ouverture des yeux.

« L'activation intra-sophronique* » est le nom donné à des exercices musculaires et respiratoires faits au cours de la relaxation.

La sophrologie a *trois principes de base :*

— le vécu direct du schéma corporel* réalisé au moyen des exercices ;
— « l'activation du positif » qui consiste à faire appel à l'optimisme et aux qualités positives du sujet ;
— l'alliance sophronique ou rapport qui s'établit entre le sophrologue et le patient.

LA PRÉPARATION SOPHROLOGIQUE A LA MATERNITÉ OU SOPHRO-PÉDAGOGIE OBSTÉTRICALE ET MATERNELLE

Son but est de préparer la femme afin qu'elle vive harmonieusement sa grossesse, qu'elle dirige son accouchement et qu'elle accepte pleinement sa nouvelle qualité de mère.

Pendant la grossesse

au cours du premier trimestre

La relaxation dynamique aide la femme à s'adapter à sa grossesse, c'est-à-dire à une modification de son schéma corporel : reconnaissance de son corps et de sa position dans l'espace.

La relaxation dynamique permet d'atténuer ou de mieux supporter les phénomènes neuro-végétatifs (pyrosis*, nausées, vomissements, constipation, malaise...) qui, s'ils apparaissent, peuvent être pénibles et gêner la vie sociale.

au cours du deuxième trimestre

La relaxation dynamique permet de mieux intégrer et accepter les changements morphologiques qui s'accentuent (augmentation du volume de l'abdomen et développement des seins).

En effet, à notre époque, la femme a une image esthétique de son corps qui risque d'être altérée. L'aide psychologique, renforcée par la relaxation dynamique, l'aide à surmonter les transformations inhérentes à cet état.

au cours du troisième trimestre

La relaxation dynamique est particulièrement utile pour surmonter l'impression de lourdeur et de fatigue ressenties par la femme enceinte.

De plus, celle-ci tend à supprimer l'anxiété et les insomnies provoquées par la proximité de l'accouchement.

Pendant l'accouchement

Le but est de mettre la femme dans une situation psychologique d'acceptation des contractions utérines afin d'atténuer la douleur. La relaxation et l'exercice d'une ventilation efficace favorisent une bonne dynamique utérine ainsi qu'une meilleure oxygénation du fœtus.

Dans la posture assise du troisième degré que nous développerons dans les chapitres ultérieurs, l'énergie peut être concentrée et dirigée vers la région active du corps : le pelvis (petit bassin).

Dans les suites de couches

Grâce à la sophrologie obstétricale et maternelle, les femmes peuvent s'adapter plus facilement à leur rôle de mère. Elles envisagent l'avenir avec plus de confiance.

Le calme qui suit la relaxation est favorable à l'allaitement maternel. Les exercices, pour tonifier le périnée et récupérer la sangle abdominale seront poursuivis quelques semaines.

CHAPITRE II

Expérience à la maternité N.D. de Bon Secours

Au cours de quatre années, 2 000 femmes ont déjà bénéficié de la sophro-pédagogie obstétricale et maternelle ; environ 25 % des femmes qui accouchent à la maternité N.D. de Bon Secours choisissent cette méthode.

La plupart d'entre elles ont un âge qui se situe entre 25 et 40 ans. Le recrutement est volontaire et le plus souvent spontané ; quelques femmes sont envoyées directement par la sage-femme ou le médecin (grossesse mal acceptée ou mal supportée = angoisse, vomissement, hypertension, menace d'accouchement prématuré, primipare âgée).

Nous avons disposé des affiches dans les salles d'attente, en consultation, proposant aux femmes enceintes :

- soit la méthode d'accouchement psycho-prophylactique,
- soit la préparation sophrologique.

Ce choix n'exclut pas l'anesthésie péridurale si la femme enceinte le souhaite.

— La méthode psycho-prophylactique comprend une information sur le déroulement de l'accouchement et un apprentissage de relaxation et de respiration.

— La préparation sophrologique se propose d'avoir une action plus complète et plus durable à condition que la femme pratique un entraînement quotidien.

— L'analgésie péridurale* consiste à pratiquer une injection d'une substance à base de cocaïne (marcaïne) qui anesthésie les nerfs qui sortent de la moëlle épinière. L'anesthésiste glisse, entre la 3e et la 4e vertèbre lombaire, une aiguille qui pénètre dans le canal rachidien sans percer les enveloppes de protection de la moëlle épinière. La péridurale a pour but de supprimer la douleur, la femme restant consciente.

Certaines patientes viennent très tôt aux séances de préparation sophrologique, dès le début de la grossesse. La plupart d'entre elles se présentent trois mois et demi avant l'accouchement, ce qui semble être une période convenable.

En réalité, on tient compte des désirs et des obligations des femmes : certaines veulent venir dès le premier mois de grossesse, d'autres veulent attendre le congé de maternité, c'est-à-dire : sept mois et demi.

Il me semble que le groupe idéal soit de huit personnes. Au-delà de quinze participantes, le dialogue devient de plus en plus difficile.

Installation matérielle pour la préparation sophrologique

Cette préparation ne nécessite aucun appareillage particulier. La relaxation est effectuée debout, assise ou allongée sur des tapis.

Il n'y a pas de suppression du bruit, ni de la lumière pour que les femmes soient dans les mêmes conditions que dans la salle d'accouchement.

Il est recommandé de disposer d'un magnétophone pour enregistrer les paroles du sophrologue pendant la période de relaxation, ainsi il sera plus facile aux patientes de s'entraîner quotidiennement à leur domicile, ceci constituant la base de la méthode sophrologique.

Nombre et durée des séances

Habituellement, le nombre des séances est de 8 d'une durée d'environ deux heures.

Une des séances est spécialement destinée aux pères et une autre aux suites de couches immédiates ou tardives.

Pendant les deux heures de séance, on attribue une heure trente à l'information et au dialogue et de un quart d'heure à une demi-heure à la relaxation dynamique.

CHAPITRE III

Application de la méthode sophrologique

Première séance

La personne chargée des cours doit se présenter et indiquer sa qualification en obstétrique et en sophrologie.

THÉORIE

Sa durée est d'environ une heure trente minutes.

On commence par donner des informations générales concernant la sophrologie et on insiste particulièrement sur son application dans le domaine de l'obstétrique.

Explication de la sophrologie : niveau sophro-liminal, désophronisation, les différents degrés de la relaxation dynamique.

La sophro-acceptation progressive

La sophro-acceptation progressive* consiste à avoir, par l'imagination, une vision anticipée de l'accouchement.

En effet, bien souvent, la femme enceinte a recueilli auprès de ses amies, de sa famille, des renseignements sur l'accouchement qui l'inquiètent plus qu'ils ne l'aident.

Le but de la sophro-acceptation progressive consiste à envisager l'accouchement de façon sereine ; la femme enceinte se représente son accouchement dans deux mois ou dans un mois : elle se voit en salle de naissance avec les personnes qui l'entourent, le monitorage, éventuellement une perfusion... elle essaie d'envisager son accouchement de façon positive et calme.

Dans cette représentation, on inclut la possibilité de difficultés obstétricales (travail long, forceps*, césarienne*) qui normalement doivent être résolues dans les meilleures conditions par une équipe chirurgicale attentive et efficace.

Les femmes qui vont accoucher pour la première fois, primipares*, ont quelquefois du mal à imaginer un acte qu'elles n'ont jamais vécu mais avec l'entraînement elles réussissent à se représenter ces images et elles nous diront après la naissance de leur enfant :

— « Je l'avais imaginé tant de fois dans le calme que c'est certainement grâce à cette technique que je suis arrivée à la maternité, si calme, si joyeuse, sans peur, alors que j'avais déjà des contractions utérines fortes ».
— « J'avais l'impression d'être un peu en terrain connu... ».
— « Je me suis adaptée, immédiatement, aux locaux alors que d'ordinaire je me glace quand j'arrive à l'hôpital ».

A la théorie concernant la sophrologie, s'ajoutent les informations générales que reçoit toute femme enceinte (hygiène, diététique...).

Hygiène de la grossesse

L'exercice musculaire est favorable à la grossesse parce qu'il permet une activation des muscles et qu'il améliore l'oxygénation des tissus.

Les sports violents sont à déconseiller notamment l'athlétisme à cause des efforts intensifs, le tennis à cause du surmenage cardiaque, le ski à cause des chutes, l'équitation de même.

Quant à la gymnastique, si sa pratique en était régulière avant la grossesse, on peut la continuer sans se fatiguer en réduisant ou en supprimant, à partir de cinq mois de grossesse, le travail des abdominaux qui risque de provoquer des contractions utérines.

La natation est recommandée dans une eau tiède et propre.

On pourra utiliser pour les voyages : l'avion, le train (en couchette), la voiture confortable, si la grossesse se déroule parfaitement ; mais la plupart des gynécologues obstétriciens recommandent de ne pas entreprendre de voyage trop long les trois derniers mois de grossesse.

La motocyclette n'est pas recommandée, par contre la bicyclette en terrain plat reste sans inconvénient ainsi, bien sûr, que la marche à la campagne.

Ensuite, on aborde la question du ***régime alimentaire.***

On estime qu'une femme enceinte doit avoir un régime équilibré, constitué principalement de :

— Protides (viande, poisson, œuf, laitage)
— Glucides (féculents, sucre, confiture...)
— Lipides (graisse, beurre, huile...)

Il ne s'agit pas d'un régime de suralimentation mais correspondant simplement à celui d'une femme active, c'est-à-dire environ 2 500 calories par jour.

En effet, la femme ne doit pas voir son poids augmenter au cours de sa grossesse de plus de 10 à 12 kg.

L'alimentation comprendra une ration hydrique d'environ 1,5 litre par jour, ainsi que des sels minéraux :

— Calcium (laitage)
— Fer (viande, abats, légumes très verts : oseille, épinard...)
— Magnésium (chocolat, fruits secs)
— Vitamines (fruits frais...)

La patiente doit manger calmement en mâchant lentement chaque bouchée. La salive imprégnant les aliments — finement broyés par les dents — la digestion se fait plus facilement par l'estomac.

Il est déconseillé de lire en mangeant, de regarder la télévision et d'avoir des discussions animées.

Au cas où son appétit ne serait pas rassasié, la femme enceinte ne désirant pas grossir davantage pourrait compléter sa ration par des aliments ne se transformant pas en graisse dans l'organisme : viande, légumes verts (salade), laitages écrémés ; elle devra s'abstenir de féculents (pain, pâtes, riz, pommes-de-terre), de sucres (pas plus de deux fruits par jour) et de lipides (pas de fromages gras).

Un verre de vin à chaque repas n'est pas contr'indiqué mais un excès de consommation d'alcool (apéritif, digestif) est nocif car l'alcool traverse le placenta.

Le tabac est également contr'indiqué pendant la grossesse car il gêne la bonne oxygénation du fœtus et l'intoxique au même titre que sa mère par la nicotine qui passe dans le sang.

La constipation est fréquente ; elle doit être combattue par un régime approprié selon la prescription du médecin.

Il arrive fréquemment que la femme enceinte ait des problèmes dentaires. En effet, la croissance du fœtus exige beaucoup de calcium et si celui-ci n'est pas fourni en assez grande quantité par l'alimentation (lait et dérivés du lait) c'est la mère qui en subit les conséquences (décalcification des os et des dents). Il est donc souhaitable de consulter un dentiste afin de dépister et de soigner les caries dentaires éventuelles.

Il faudra éviter une surcharge pondérale particulièrement au cours des deux derniers mois de grossesse.

Les eaux gazeuzes ne sont pas conseillées car elles ont une teneur en chlorure de sodium élevée et peuvent provoquer des ballonnements.

Les rapports sexuels peuvent être pratiqués avec modération au cours de la grossesse. Au cas où la femme présenterait des douleurs ou des saignements, elle devrait en faire part à la sage-femme ou au médecin qu'elle consulte habituellement.

S'il y avait une modification du col de l'utérus (ouverture prématurée) en milieu ou fin de grossesse, le médecin serait sans doute amené à recommander l'abstention.

Anamnèse médicale et psychologique

Au cours de la première séance, afin de mieux connaître la personnalité des femmes enceintes et d'aider celles qui ont des problèmes particuliers nous leur demandons de remplir un questionnaire.

Ce questionnaire comporte :

- une identification de la personne,
  - nom, prénom,
  - nom de jeune fille (mère célibataire),
  - âge,
  - adresse, téléphone,
  - travail à l'extérieur,
  - frères, sœurs,
  - parents, âge.
- les antécédents héréditaires, personnels (médicaux et chirurgicaux ; premières règles à quel âge, douloureuses ?)
- les antécédents gynécologiques et obstétricaux détaillés (parité*, gestation*, fausse-couche, interruption volontaire de grossesse, méthode contraceptive, accouchement prématuré, mort in utéro...)
- le déroulement de cette grossesse :
  - vomissement :
    0 pas du tout
    1 les trois premiers mois
    2 qui se poursuivent au-delà de trois mois
  - anxiété (quelles sont vos craintes, peurs, angoisses...)
  - troubles du sommeil (rêves, cauchemars...)
- la grossesse actuelle :
  1 grossesse mal acceptée
  2 grossesse acceptée
  3 grossesse désirée
  4 grossesse très désirée

- le conjoint participe-t-il à la grossesse ? (aide matérielle, soutien moral...)
- quelles sont vos qualités personnelles ? (patience, dynamisme, optimisme, obligeance...)
- quel sexe désirez-vous pour votre enfant ? pourquoi ? et votre conjoint ? pourquoi ?
- pourquoi venez-vous aux séances de sophrologie ?

Si certaines questions leur semblent indiscrètes, les femmes peuvent simplement y réfléchir : elles ne sont pas obligées d'y répondre par écrit. Ce questionnaire est aussi une façon de faire le point dans leur vie avant de commencer un entraînement sophrologique.

Dialogue à propos de la grossesse

La monitrice leur demande :

— quand avez-vous eu connaissance de votre grossesse ?
— quand vous êtes-vous « sentie » enceinte ? c'est-à-dire quand l'avez-vous éprouvée ?
— votre bébé bouge-t-il et de quelle façon ?
— avez-vous des contractions utérines ?
— quels sont les changements, les transformations de votre corps depuis le début de la grossesse ?

Les patientes sont toujours contentes de pouvoir parler de leur corps, de leur bébé, de ce qu'elles aiment ou n'aiment pas car, en consultation, elles n'en ont pas toujours la possibilité.

Exemples de réponses données par les patientes :

- Je me suis *doutée* que j'étais enceinte — à la suite d'un retard de règles associé à des nausées.
- J'ai eu la *confirmation* — après avoir pratiqué un G. Test ou après une visite auprès du médecin.
- Je me suis *sentie enceinte* — quand mes seins ont augmenté de volume — quand il a bougé pour la première fois.
- A l'échographie*, j'ai eu la preuve visuelle que le bébé était là.
- A l'écoute de ses bruits du cœur en consultation.

Les femmes enceintes ressentent bouger leur enfant vers 4 mois, 4 mois 1/2 quand c'est une première grossesse (primipare), souvent plus tôt vers 3 mois, 3 mois 1/2 quand elles sont multipares. Cette sensation a été ressentie « comme les ailes d'un papillon, comme une petite anguille, un petit poisson, des gaz, des petites bulles qui éclatent... ».

Certaines femmes se posent des questions sur une communication possible entre elle et leur enfant.

« Il bouge pour me dire qu'il est mal à l'aise quand je me baisse pour ramasser quelque chose... quand je marche trop vite pour me dire de ralentir... quand une porte claque, comme s'il entendait, je le sens sursauter ».

« Il bouge pour me dire qu'il est bien quand je me relaxe, quand je pense à lui » (sans doute parce que la mère est davantage à l'écoute).

Il est vrai que « le fœtus présente des réactions motrices en réponse à un bruit très fort produit dans l'environnement maternel. Ces réactions ne correspondent pas au fait que le fœtus « a entendu » : il s'agit d'une réponse réflexe : les vibrations déclenchées par un bruit de forte intensité stimulent les organes tactiles de la peau du fœtus. Cette stimulation met en jeu l'arc réflexe médullaire (moëlle épinière), ce qui produit le mouvement. Ces vibrations agissent également sur le bulbe où se trouvent les centres végétatifs de la régulation cardio-respiratoire. Leur stimulation provoque l'accélération du rythme du cœur du fœtus — accélération qui est aussi de nature réflexe ».

Un fort pourcentage de femmes remarque que l'enfant s'arrête de bouger vers 4 ou 5 mois de grossesse, quand son père pose sa main sur l'utérus.

Après 5 mois de grossesse, certaines femmes éprouvent un mouvement périodique, régulier, de même intensité, c'est un hoquet du fœtus (spasme diaphragmatique dû à une déglutition trop rapide de liquide amniotique).

Certains enfants bougent énormément, d'autres très peu sans qu'on puisse attribuer à cela une signification pathologique ; mais on recommande aux femmes, dans les deux derniers mois de la grossesse, de venir consulter si les mouvements actifs du fœtus s'arrêtent pendant une période supérieure à 12 heures.

Les mouvements forts, violents, se situent pendant les courts moments de réveil du bébé (quelques heures par 24 heures) et les mouvements faibles, pendant les heures de sommeil.

A la question sur les contractions utérines pendant la grossesse, elles répondent :

« — je ne sais ce que c'est — ». En effet, certaines primipares les ignorent car les contractions sont indolores la plupart du temps. D'autres les décrivent comme « un étau qui serre, un bloc de béton qui prend d'un seul coup, un durcissement de l'utérus qui pointe vers l'avant... »

La durée est donnée comme variant entre quelques secondes ou quelques minutes.

Certaines femmes se crispent, disent que la contraction leur « bloque » la respiration, d'autres ont une réaction différente : elles s'arrêtent de marcher, elles s'assoient ou s'allongent, elles respirent lentement...

La sage-femme intervient pour leur expliquer que l'utérus est un muscle qui a la propriété de se contracter en changeant de forme (il pointe vers l'avant) et de consistance (il devient dur).

On les avertit qu'au-delà d'une dizaine de contractions utérines par jour, elles doivent venir consulter.

Cependant on leur indique que les contractions peuvent se produire quand on les palpe lors d'une consultation, quand le bébé a beaucoup bougé, après un rapport sexuel, ou à la suite d'une fatigue (montée d'escalier, effort pour porter un enfant ou des paquets).

L'excès des contractions utérines doit mettre la femme en alerte car le col risque de s'ouvrir provoquant une fausse couche ou un accouchement prématuré. On peut y apporter des remèdes soit simplement par le repos, soit par des antispasmodiques. Dans certains cas, on a recours à une hospitalisation et exceptionnellement, en début de grossesse (si le col à tendance à s'ouvrir), on pratique un cerclage* du col (fil qui tient le col fermé).

Quant aux contractions d'accouchement, on les reconnaîtra facilement par leur régularité, leur intensité et leur durée.

Cette reconnaissance et cette prise de conscience des contractions pendant la grossesse est importante.

On conseille d'être à l'écoute du corps (du bébé) et de porter son attention sur les contractions pour s'habituer à ce nouveau phénomène et ainsi être moins surprise le jour de l'accouchement.

D'ailleurs à la séance suivante, grâce à la description donnée, quelques femmes enceintes précisent avoir reconnu des contractions qui existaient déjà auparavant.

Dans le groupe de femmes enceintes, quelques unes ont des difficultés à s'adapter à la grossesse, à intégrer ces changements physiques (augmentation du volume des seins, du ventre, changement au niveau de la peau*), psychologiques (caractère plus sensible, hyperémotivité).

Elles parlent d'elles-mêmes, disent ce qu'elles ressentent : leurs troubles digestifs (nausées, vomissements, constipation, diarrhée, pyrosis*, sialorrhée*...), leurs troubles articulaires, musculaires (crampes*, syndrôme douloureux pelvien*, sciatique*), circulatoires (varices*, hémorroïdes*).

C'est beaucoup plus enrichissant pour le groupe de laisser parler les femmes sur ce qu'elles vivent quotidiennement avec tous les plaisirs et les déplaisirs du corps qui peuvent être réels (perceptions) ou imaginaires (fantasmes).

La sage-femme sophrologue peut aussi augmenter ses connaissances en prenant le temps d'écouter, en sachant reconnaître que derrière certains mots se cachent d'autres mots qui ne peuvent pas être prononcés.

Les patientes, par la pratique sophrologique, écoute corporelle, regard sur soi, s'expriment assez aisément.

« Jamais je n'ai réussi à parler autant et aussi précisément de mon corps, de mes désirs, de ce qui se passait en moi ».

En se racontant ou en écoutant les autres parler, la femme enceinte apprend à se connaître bien mieux que si la sage-femme lui dressait la liste des « petits ennuis de la grossesse ». La sage-femme peut de temps en temps reprendre une question posée soit pour demander si d'autres femmes éprouvent la même sensation, soit pour donner des éclaircissements, soit pour éduquer dans un but prophylactique.

Pour quelques-unes, c'est en parlant qu'elles prennent conscience de l'ambivalence qui existe dans chaque être humain et pendant la grossesse.

Désir	⇆	Refus
Garder	⇄	Rejeter

« Pour mon premier enfant j'étais à la fois contente d'être enceinte car c'était la preuve de ma féminité mais je n'étais pas mariée... mes parents ont été contents d'apprendre la nouvelle car ils n'avaient pas encore de petits enfants mais ils n'osaient pas trop l'annoncer à la famille... j'ai dû me marier « en vitesse » pendant mes études et la date de l'accouchement tombait mal : en plein dans mes examens... ».

« Il bouge doucement c'est fantastique, il est vivant, ça me remplit de joie... et quelques instants plus tard il bouge nerveusement, ça me fait un peu peur, je le sens étranger, j'en éprouve comme un malaise... La nuit je me relève deux ou trois fois pour uriner et je ne me rendors plus... ».

« Un jour tout va bien, j'ai faim, des envies de chocolat, je me sens en pleine forme, fière de porter mon ventre en avant, déçue qu'il ne soit pas plus gros, je voudrais que tout le monde le voie, le sache... le lendemain tout va mal j'ai des nausées, envie de dormir sans arrêt... ».

Par ailleurs, reconnaître cette ambivalence facilitera l'établissement d'une meilleure relation quand l'enfant sera né, sans culpabilité pour la mère.

« Je suis contente d'apprendre cette notion. J'aurais aimé le savoir pour mon premier enfant. A chaque fois que j'étais fatiguée parce que je me relevais plusieurs fois la nuit pour nourrir mon bébé qui criait, j'avais des mauvaises intentions contre lui. Je me sentais mauvaise mère. Je me culpabilisais beaucoup d'avoir ces idées négatives envers mon bébé ».

De plus, le fait d'*activer le positif* (deuxième principe de la sophrologie) et de toujours rechercher le côté positif même dans une situation difficile paraît fondamental.

UTILISATION PRATIQUE DES EXERCICES SOPHROLOGIQUES

Vous pouvez lire lentement chaque exercice attentivement en le visualisant bien, puis fermez le manuel et vous vous entraînez.

Vous pouvez enregistrer les exercices à l'aide d'un magnétophone. Il suffit de lire lentement (voir terpnos logos) la partie pratique ; la voix du père de l'enfant ou celle d'une amie sera enregistrée sur une cassette. Évitez de le faire vous-même car vous aurez tendance à écouter votre voix plutôt qu'à vous concentrer sur les sensations.

L'entraînement quotidien est plus facile à l'aide d'une cassette au début puis après quelques semaines vous serez tout à fait capable de vous entraîner seule.

PRATIQUE SOPHROLOGIQUE DE LA PREMIÈRE SÉANCE

La sophronisation doit être adaptée au groupe.

Si celui qui la dirige parle à la première personne c'est pour signifier que sa présence n'est pas directive — et qu'on peut même l'oublier — ce qui se produit d'ailleurs lorsque la femme s'entraîne elle-même en écoutant, ou non, la cassette enregistrée pendant le cours.

Cela signifie aussi que la sage-femme pratique les exercices en même temps que les femmes qu'elle entraîne et ce vécu partagé est ressenti favorablement dans le groupe.

Il s'établit une relation de confiance entre la femme enceinte et la sage-femme sophrologue et rien ne remplace ce langage direct doublé d'une expérience commune.

— Sophronisation	
— Concentration sur un objet	durée : 10 à 15 minutes
— Activation du positif	posture : assise (ou allongée)
— Désophronisation	

« Je m'installe confortablement sur ma chaise et je ferme les yeux pour rentrer dans mon propre monde intérieur.

Je relaxe le front, j'efface les plis, les rides du front... il devient de plus en plus lisse...

Je décontracte les sourcils et les muscles autour des yeux...

Je relaxe les joues... la bouche s'entrouvre légèrement au fur et à mesure que se décontractent les lèvres et la langue dans la bouche...

Je prends conscience de la relaxation de mon visage...

C'est un peu comme si je quittais un masque de tension que je porte presque continuellement sur mon visage. Je pose un masque plus serein...

Je détends le cou et la nuque..., ce n'est pas facile... mais peu à peu je parviendrai à mieux me relaxer...

Je décontracte les épaules qui s'affaissent, s'abaissent... les bras, les avant bras et les mains...

Tout le dos se relaxe de haut en bas... sur les côtés...

Maintenant je relaxe un peu plus le thorax... la poitrine... et l'abdomen...

Ma respiration est libre... calme... mon ventre bouge légèrement à chaque mouvement respiratoire... il gonfle à l'inspiration... et dégonfle à l'expiration... gonfle et dégonfle... un peu comme un ballon... et je me laisse bercer par ce rythme calme, agréable...

Sans effort, je me laisse aller au bord même du sommeil... comme si j'avais envie de m'endormir...

Je relâche le bas du corps... de la taille jusqu'aux pieds...

Je décontracte les organes sexuels... les cuisses... les genoux... les mollets et les pieds...

J'apprécie le calme, la détente... en me laissant aller à ce rythme lent de la respiration libre dans le ventre...

La détente musculaire favorise la circulation dans tout le corps... mes muscles, mes organes, mes cellules bénéficient d'une bonne oxygénation...

Concentration sur un objet

Et je laisse apparaître dans le champ de ma conscience la représentation d'un objet naturel, neutre...

Je me concentre sur cet objet en choisissant celui que je désire : un nuage, une pierre, une fleur... (40 secondes à 1 minute).

Si je ne vois pas d'objet, cela n'a aucune importance, simplement j'essaie de faire cet exercice de concentration.

J'efface l'image de cet objet... et je reviens à mon corps détendu... mon niveau de conscience au bord du sommeil, ce niveau qu'on appelle sophroliminal... je ne suis pas éveillée... je ne suis pas endormie... je suis dans ce niveau profond de la conscience... très attentive à tout ce qui se passe dans mon corps qui vient de trouver l'harmonie, la paix...

Je peux penser à mon bébé qui « est bien au chaud dans son petit nid formé par mon utérus »...il est bien à l'abri, baignant dans le liquide amniotique qui le protège contre les chocs...

Lui aussi reçoit davantage d'oxygène quand je me relaxe .. c'est un beau cadeau que je lui fais, car je sais que ses poumons sont au repos, que c'est moi qui respire pour lui...

Je peux imaginer mon bébé... garçon... ou fille...

On peut parler avec des mots, avec les yeux, avec des gestes... moi je vais lui parler avec mon cœur, à travers mon corps...

Peut-être bouge-t-il... c'est sa façon à lui de me répondre. C'est un moment privilégié que je peux avoir chaque jour avec mon enfant pour m'habituer à lui... à sa présence...

Savoir écouter toutes ces sensations nouvelles de détente de mon corps... écouter mon bébé...

Je reviens à ma respiration calme, libre... au bord du sommeil...

... Et j'essaie de me voir, de m'imaginer dans un mois, dans une situation de ma vie quotidienne...

Je vois mon corps, ses changements, sa forme... et je me sens à l'aise en essayant d'accepter pleinement l'arrondi de mon ventre, de mes hanches ou de mes seins... puisque je suis porteuse de vie...

Activation du positif

Et j'active toutes mes pensées positives.

J'essaie maintenant de me voir, dans un mois, avec plus d'harmonie, plus de confiance, de sûreté en moi-même, et plus de capacité, d'espoir en l'avenir...

Et maintenant, je me désophronise en commençant par activer ma respiration.

Je respire de plus en plus profondément en sentant les mouvements de mon thorax qui s'ouvre plus largement à l'inspiration... de l'air plus frais sur mes narines, quand il rentre, plus chaud quand il sort...

Quand j'ai bien respiré à fond plusieurs fois, je contracte les muscles du visage et en particulier ceux de la bouche, comme si je mâchais du chewing-gum, je remue les doigts comme si je jouais du piano, j'ouvre, je ferme les mains... je bouge les pieds et les orteils...

Je prends maintenant conscience de la tonicité musculaire au niveau de mon visage, de mes mains et de mes pieds et enfin je peux m'étirer dans tous les sens avec mes bras qui vont en avant, en haut, sur les côtés... je mobilise ma colonne vertébrale... je baille si j'en ai envie et je peux ouvrir les yeux pour prendre conscience du monde qui m'entoure, des formes et des couleurs... ».

Cette sophronisation simple devra être répétée tous les jours. Les femmes s'entraînent environ 5 jours sur 7.

Deuxième séance

La monitrice prend contact avec ses patientes en leur demandant combien de fois elles se sont entraînées par semaine, et comment elles ont vécu leurs expériences sophrologiques à domicile et, éventuellement, quelles difficultés elles ont éprouvées.

THÉORIE

La douleur dans l'accouchement

La femme enceinte sait que l'accouchement sera probablement douloureux, certaines appréhendent cette souffrance.

D'ailleurs, l'élément douloureux est vécu de façon différente suivant les parturientes.

En effet, il se surajoute un élément affectif qui majore la souffrance et qui est dû à la crainte et à l'imagination négative.

Le rôle du sophrologue sera de dissiper la peur par les moyens suivants : mise en confiance de la femme, information sur le déroulement de l'accouchement, activation de l'imagination positive, mise au repos du corps, mécanisme de la respiration pour que l'utérus fasse le minimum d'efforts avec le maximum d'efficacité.

Nous avons l'habitude de parler de l'utilité de la contraction utérine qui n'est pas que douleur, mais qui est surtout le travail du muscle utérin nécessaire à l'ouverture du col, à la descente et à la rotation du fœtus.

Ainsi avertie, la femme consciente du rôle du muscle utérin contribuera à bien conduire ses contractions pour mener à bien son accouchement. Aidant la contraction, elle aide son enfant à naître.

La contraction n'est plus synonyme exclusif de douleur : elle devient première coopération de la mère avec son enfant.

Le seuil de perception de la douleur est différent selon les femmes parce qu'il est constitué de plusieurs éléments tenant à la constitution même de la femme, à son tempérament, à son niveau socio-culturel. La douleur varie en fonction des expériences passées et de la « qualité psychique du moment ».

Il y a des femmes qui ont un bassin assez large et qui sont peu « sensibles » ce qui fait que l'accouchement se déroule sans douleur (10 à 12 % des femmes).

Par ailleurs, il est indiscutable qu'on peut réduire l'affectivité à la douleur, de façon à souffrir moins, grâce à une bonne information et un bon entraînement sophrologique personnel.

Ainsi le tonus musculaire permanent est nettement augmenté chez certaines femmes inquiètes et mal informées : les contractions utérines sont violentes et désordonnées et les femmes souffrent davantage.

La peur

La peur est un sentiment complexe et indéfinissable qui dépend de la mentalité. Pour l'accouchement, cette peur est plutôt une inquiétude qui va rarement jusqu'à l'anxiété.

Différents éléments peuvent intervenir : peur « d'avoir mal », peur d'avoir un enfant malformé...

On observe, chez une femme qui a peur, un certain nombre de phénomènes : crispation du visage, bouche sèche, pâleur, sueurs froides, tremblements, agitation, accélération cardiaque ainsi que des contractions anormales au niveau de l'œsophage : « gorge serrée », de l'estomac : « crampes d'estomac », de l'intestin : « coliques intestinales »...

Tout ceci entraîne une consommation inutile d'oxygène et une dépense d'énergie allant à l'encontre des contractions efficaces de l'utérus qui n'arrive pas à sa phase de récupération.

Les contractions inefficaces peuvent aboutir à une tétanisation très douloureuse.

La sophrologie peut diminuer la perception douloureuse par l'atténuation ou la suppression de la peur, de l'angoisse et par un renforcement de la confiance en soi.

La respiration

les différentes sortes de ventilation pulmonaire

La respiration au cours de l'accouchement est un acte important car le travail musculaire de l'utérus entraîne un accroissement de la consommation d'oxygène ; celle-ci est égale, au repos, à 300 ml par minute ; à l'effort, elle peut dépasser 1 litre par minute.

En réalité, la respiration comprend l'oxygénation du sang maternel et fœtal et l'évacuation du gaz carbonique ; ceci est réalisé grâce à la ventilation.

La ventilation s'effectue par la mobilisation des deux poumons par l'intermédiaire des muscles de la cage thoracique et surtout du diaphragme.

Le diaphragme est, après le cœur, le deuxième muscle le plus actif et le plus puissant de notre corps.

Il a la forme d'une coupole fibreuse semi-rigide.

Il sépare le thorax de l'abdomen.

C'est le muscle essentiel de l'inspiration.

Dans la respiration spontanée, le diaphragme s'abaisse à l'inspiration de 2 à 3 cm pour permettre l'accès de l'air dans les poumons et il comprime les organes abdominaux.

A l'expiration, le diaphragme remonte de 2 à 3 cm pour expulser l'air et décomprime les organes abdominaux.

Lors de respirations plus amples, le jeu maximal du diaphragme, mesurable en radioscopie, est de 8 à 10 cm.

Ce jeu est influencé par la position :

— en position debout, le jeu du diaphragme est maximal.
— en décubitus* dorsal, le jeu du diaphragme diminue car le diaphragme est refoulé vers le haut par la masse des viscères abdominaux.
— en décubitus latéral, la coupole située du côté de l'appui est en position haute et a un jeu maximal à l'inspiration. Le phénomène est inverse pour la coupole opposée.

Le mouvement régulier du diaphragme, tel un piston, de haut en bas, provoque un massage rythmique des viscères abdominaux stimulant le péristaltisme intestinal, facilitant la digestion et combattant la constipation.

Pendant la grossesse, au fur et à mesure que l'utérus grossit, monte, le diaphragme subit une ascension ; cependant il conserve sa forme avec ses coupoles jusqu'au huitième mois environ. Au huitième mois l'utérus mesure environ 28 cm : il est à quatre travers de doigts au-dessus de l'ombilic, le diaphragme est tendu transversalement, ses coupoles sont effacées.

Il est possible d'*augmenter la ventilation,* ce qui entraîne un meilleur fonctionnement des organes abdominaux et permet d'obtenir un bon équilibrage psychique. Cette augmentation de la ventilation est *indispensable le jour de l'accouchement* pour compenser l'accroissement de la consommation d'oxygène par le travail de l'utérus, qui dure de nombreuses heures, et surtout pour que le fœtus garde toujours une oxygénation satisfaisante.

Pour cela, il convient *de respirer lentement et profondément* : on réalise ainsi une *« respiration complète »*.

Si le rythme respiratoire est ralenti volontairement, cette diminution de fréquence est compensée largement par la « respiration complète » qui utilise une partie du volume de réserve inspiratoire (fig. 1). Le volume courant s'accroît aux dépens du volume de réserve inspiratoire : un plus grand volume d'air est mobilisé à la fois, il y a donc un apport d'air plus important et une meilleure fixation d'oxygène par les poumons.

Cette respiration profonde dite « complète » comprend une inspiration ample et profonde, en gonflant d'abord l'abdomen puis le thorax, et une expiration lente pendant laquelle le thorax et l'abdomen reviennent à leur position initiale.

Le but de cette respiration est, nous l'avons vu, *de faire pénétrer le maximum d'air dans les alvéoles pulmonaires, en restant dans le plus grand repos physique et psychique possible.* Il convient donc de ne pas faire de bruyantes respirations.

La respiration s'effectue toujours par le nez avec une « prise » d'air en écartant les ailes du nez. A l'inspiration : les poils du nez arrêtent les poussières pour ne pas encrasser les poumons, la muqueuse nasale réchauffe l'air et équilibre l'hygrométrie. Donc, le nez a un rôle de filtre et de thermostat.

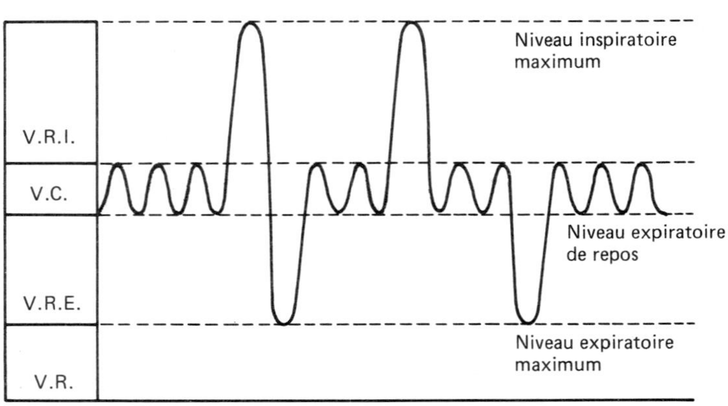

V.R. : Volume résiduel (qui reste toujours dans les poumons).
V.C. : Volume courant (volume de chaque respiration, au repos).
V.R.E. : Volume de réserve expiratoire (volume maximum d'air qui peut-être expiré à partir du niveau de fin d'expiration).
V.R.I. : Volume de réserve inspiratoire (volume maximum d'air qui peut-être inspiré à partir du niveau de fin d'inspiration).

Fig. 1. — *La respiration.*

Détails de la respiration complète

- *Inspirer en gonflant le ventre* (ainsi l'air pénètre dans la partie inférieure des poumons ; le diaphragme en s'abaissant refoule les organes abdominaux ce qui porte le ventre en avant), *continuer l'inspiration en gonflant le thorax* (d'abord le milieu du thorax puis sa partie supérieure ou région claviculaire les côtes s'écartent vers l'extérieur et ainsi l'air rentre dans la partie moyenne et supérieure des poumons).
- *Expirer le plus lentement possible :* le thorax et l'abdomen se dégonflent c'est-à-dire qu'ils reviennent à leur position initiale (fig. 2).

Quand on a l'habitude de pratiquer cette respiration complète (cinq ou six respirations par minute) on peut ajouter des temps de rétention : rétention d'air de quelques secondes (deux ou trois secondes au début).

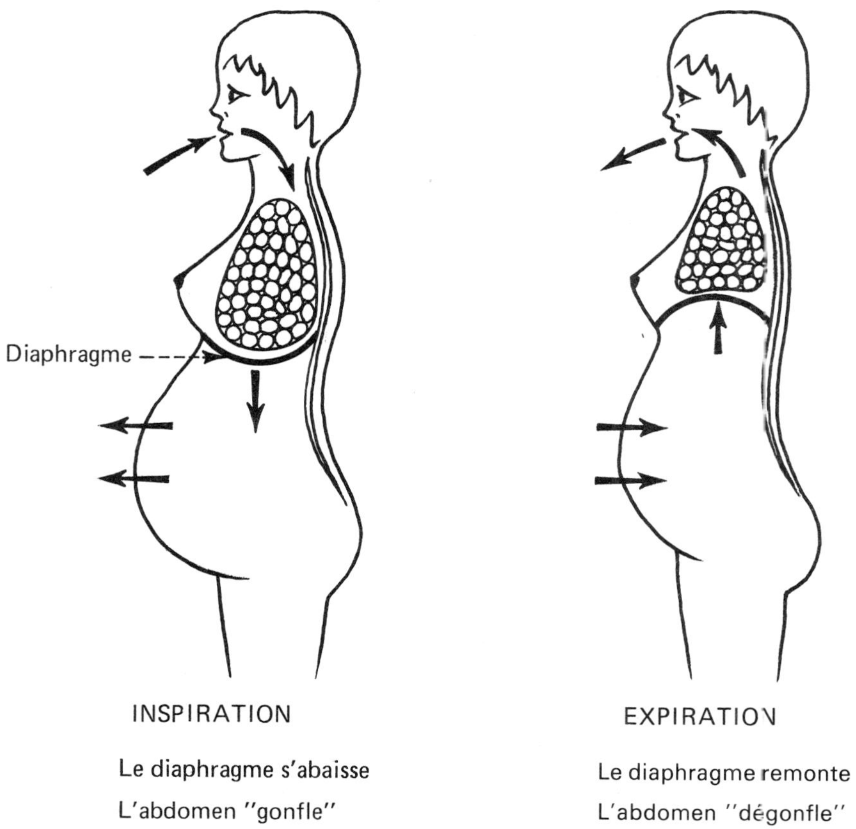

Fig. 2. — *La respiration complète.*

Les femmes préparées en sophrologie choisissent le jour de l'accouchement :

— soit *la respiration complète* (décrite précédemment),
— soit *la respiration sophrologique* ou *« expiration active »* qui s'inspire du Zen, que nous allons décrire.

Cette respiration consiste à vider les poumons par une *expiration active profonde, puissante* — on vide la réserve d'air expiratoire (fig. 1) — suivie d'une *inspiration courte, passive.*

Détails de la respiration sophrologique ou expiration active

On s'exerce habituellement en posture du 3e degré (c'est-à-dire assise, le dos bien droit).

- *Expirer lentement, profondément, de façon puissante,* en poussant sur les intestins, sous le nombril ou autrement dit en exerçant une pression dans le bas ventre.
- Quand on ne peut plus expirer, on laisse *l'inspiration se faire passivement et rapidement* par suite de l'élasticité pulmonaire (le diaphragme redescend assez vite ce qui entraîne le gonflement léger du bas ventre).
  Un petit temps d'arrêt avant d'expirer à nouveau en poussant vers le bas sur les muscles du ventre.

L'air est rejeté lentement et silencieusement tandis que la poussée due à l'expiration descend puissamment dans le ventre « on pousse sur les intestins » ; on peut comparer cette expiration à celle du bébé qui crie aussitôt né.

Lors de l'entraînement, les femmes comptent les respirations pour fixer leur attention ; ensuite elles apprennent à suivre le souffle : elles suivent chaque respiration sans laisser leur esprit s'en détourner.

Au début de l'entraînement certaines femmes confondent les deux respirations. Puis elles les dissocient :

— dans l'une le temps fort, c'est l'inspiration,
— dans l'autre le temps fort, c'est l'expiration.

Faut-il creuser le bas ventre lors de l'« expiration active » ?

Certaines patientes creusent assez fortement le bas ventre, d'autres « le creusent » plus légèrement, d'autres enfin ne le creusent pas.

Beaucoup de parturientes ont précisé que « plus elles creusaient le bas ventre au moment des contractions utérines et plus la douleur s'atténuait... ».

« Pour mieux supporter les contractions, j'ai créé une tension en rentrant très fort le bas du ventre en fin d'expiration... ».

Le plus important est que *l'esprit se concentre* dans cette région sous le nombril (entre le pubis et l'ombilic) ; il s'en suivra une plus grande énergie vitale.

Nous avouons qu'au début de notre apprentissage en sophrologie cette respiration nous a étonnée car elle allait à l'encontre de tout ce que nous avions appris dans la préparation psycho-prophylactique : à savoir que le diaphragme et les muscles abdominaux ne devaient pas appuyer sur l'utérus pour ne pas gêner son travail et ne pas renforcer la douleur. En conséquence les respirations devaient être thoraciques hautes, superficielles et rapides.

Mais nous avions remarqué que chez certaines parturientes, surtout les femmes spasmophiles, ces respirations entraînaient, par alcalose, une crise tétanique caractérisée par des réactions spasmodiques et un état d'angoisse qui faisait obstacle à la relaxation.

Nous avons donc essayé la respiration sophrologique, prudemment au début, puis les femmes elles-mêmes nous ont dit ses bienfaits, à savoir un meilleur contrôle, une plus grande maîtrise de soi-même et une augmentation de l'énergie vitale.

En fin d'accouchement, lorsque la femme ressent le besoin impérieux et violent de pousser et que la dilatation n'est pas complète, pour éviter que la patiente pousse volontairement en faisant descendre son diaphragme sur l'utérus et en contractant ses abdominaux (ce qui pourrait entraîner un œdème ou une déchirure du col par suite de la pression excessive de la tête fœtale), on recommande :

- *La respiration soufflante :* en essayant d'éteindre, à plusieurs reprises, une bougie imaginaire (expirations forcées qui s'enchaînent plus ou moins rapidement selon les besoins de la parturiente).
- Enfin *la respiration d'expulsion* pour aider l'enfant à sortir quand la dilatation est complète.

On a coutume d'inspirer et d'expirer en début de contraction ; au maximum de celle-ci, on inspire, on bloque (c'est-à-dire qu'en gardant l'air, on fait descendre le diaphragme sur le fond utérin) et on pousse en durcissant les abdominaux.

Cette respiration est faite à trois reprises pendant la même contraction utérine. La sage-femme guide toujours les mouvements respiratoires en fonction de la contraction.

On a remarqué, dans cette respiration avec blocage, une hyperpression dans la circulation pulmonaire et générale (on peut observer des pétéchies : éclatements des petits vaisseaux du visage et de la conjonctive oculaire), et quelquefois des bradycardies fœtales.

Il vaut mieux, plutôt que de retenir l'air, continuer de pousser en expirant très lentement sans relâcher le durcissement des abdominaux.

Les femmes s'entraînent à respirer, dès la deuxième séance ; ainsi elles peuvent modifier leur amplitude et leur rythme respiratoire au cours de la grossesse à chaque fois qu'elles se sentent fatiguées, énervées ou tendues.

Nous leur recommandons de pratiquer trois à cinq respirations complètes le matin, à midi et le soir (par exemple avant chacun des trois repas).

Nous demandons aux patientes qui ont tendance à avoir un certain nombre de contractions utérines pendant la grossesse, de s'entraîner aux respirations complètes aussi souvent qu'elles le désirent ; elles pratiquent la respiration sophrologique seulement au cours du dernier mois de la grossesse : en effet, le léger travail des abdominaux pourrait, chez certaines patientes, augmenter le nombre des contractions utérines.

- *La respiration soufflante,* inutile pendant la grossesse, sera pratiquée à la fin (7e séance).
- *La respiration d'expulsion* sera pratiquée à la 4e séance.

PRATIQUE SOPHROLOGIQUE DE LA DEUXIÈME SÉANCE

Cette séance contient des éléments du premier et deuxième degré de la relaxation dynamique.

— Sophronisation — Activation du schéma corporel — Activation du cou et de la nuque — Exercice de tension dans la relaxation — Concentration sur un objet — Sophro-Acceptation-Progressive de la fin de la grossesse — Désophronisation	durée 20 minutes posture : debout avec un intervalle de repos assise, puis assise ou couchée

Je me place debout devant une chaise (un tapis à côté de moi sur le sol si je le désire pour m'allonger tout à l'heure), les bras le long du corps, les pieds légèrement écartés pour avoir une bonne base d'équilibre...

Les yeux se ferment... Je relaxe les muscles du visage, des épaules et des bras... en relaxant le visage, les épaules et les bras, tout le corps se relaxe, surtout les muscles du cou et de la nuque...

et agréablement je me laisse aller au bord du sommeil...

Je sens la forme de mon dos... je prends conscience de mon thorax, ma poitrine... ma respiration abdominale libre.

J'entre dans mon propre monde intérieur au bord du sommeil. Il est important de faire les exercices au bord du sommeil, mais le plus important, aujourd'hui, sera la sensation récupérative...

Dans la mesure du possible, je détends mes jambes, la partie inférieure du corps, de la ceinture jusqu'aux pieds... en relaxant mes jambes le mieux possible, ce qui n'est pas facile au début... mais cela viendra avec l'entraînement... j'apprendrai à garder juste le tonus nécessaire à la station debout...

Je m'aperçois que plus la grossesse progresse, plus le bas de mon dos se creuse au fur et à mesure que mon ventre grossit...

Je bascule le bassin pour essayer d'effacer ou d'atténuer le « creux » lombaire... plusieurs fois... puis je place mon bassin de façon à ne pas faire travailler excessivement les muscles abdominaux en avant et les muscles lombaires en arrière... je cherche la courbure juste...

Activation du schéma corporel

Maintenant, je m'apprête à prendre conscience de mon schéma corporel. Pour cela, je croise les mains sur le bas ventre au niveau du pubis.

Je fais une respiration profonde, je retiens l'air, et je soulève mes bras en l'air, au-dessus de ma tête, en appréciant la longueur de mon corps, de mes bras tendus dans l'espace...

En expirant lentement, je fais descendre mes bras en dessinant mon corps avec mes mains comme si mes mains étaient un miroir dans lequel je peux me voir de l'extérieur (fig. 3).

Je prends conscience de mon corps en visualisant la forme de mon visage... mon cou... le volume de ma poitrine... celui de mon ventre... et de mes cuisses.

Je recommence trois fois cette activation du schéma corporel.

Chacune suit son rythme respiratoire.

Lentement, sans ouvrir les yeux si possible, je m'asseois sur la chaise derrière moi en observant les mouvements et contractions musculaires en rapport avec le changement de position.

Confortablement assise, je me relaxe encore davantage au bord du sommeil...

Activation du cou et de la nuque

Avec la respiration libre, je me prépare pour exécuter les exercices de la tête et du cou (fig 4).

Je tourne ma tête à droite, puis à gauche, lentement... comme si je disais NON... en prenant conscience des muscles qui se contractent et qui se relâchent... du déplacement de ma tête dans l'espace... des vertèbres cervicales qui tournent (fig. 4). Toutes mes pensées sont à ce niveau de ma tête et de mon cou.

Plusieurs fois.

A présent, je bouge la tête d'avant en arrière, comme si je disais OUI...

Maintenant, je fais tourner doucement ma tête autour de l'axe du cou... plusieurs fois rotations de la tête dans un sens puis dans l'autre sens... c'est un massage léger, agréable du cou et de la nuque.

Je replace ma tête droite et j'observe mon visage détendu, ma tête, mon cou, ma nuque...

Je reviens à ma respiration libre, calme, au bord du sommeil.

Je bouge les orteils et je me replace debout, pour exécuter un exercice de tension dans la relaxation.

Exercice de tension dans la relaxation

Bras droit tendu en avant, horizontalement, poing fermé.

J'inspire profondément, je retiens l'air, je fléchis l'avant-bras sur le bras et je tourne rapidement le bras (comme un moulinet, comme si mon coude dessinait des cercles entraîné par le poing fermé allant d'avant en arrière et de haut en bas).

A la limite respiratoire j'expire rapidement en projetant le bras en avant, horizontalement...

Tout le corps se relaxe sauf le bras droit...détente du visage, de l'autre bras, des épaules, de la paroi abdominale, des fessiers, des jambes... respiration libre et calme...

Je perçois, en la vivant pleinement, la tension de mon bras, poing fermé, au bord du sommeil quelques secondes...

Je relâche le bras et je le récupère... fourmillements, picotements traduisent la libre circulation du sang, la bonne oxygénation des muscles... ma conscience s'enrichit de toutes ces sensations après l'exercice (fig. 5).

Je compare mon bras droit qui a travaillé à mon bras gauche...

Et je me prépare à faire le même exercice avec le bras gauche...

Bras gauche tendu à l'horizontale... J'inspire, je retiens l'air, je fléchis et tourne le bras rapidement... plus vite...

Quand je ne peux plus retenir l'air (je ne force jamais), j'expire bras gauche tendu en avant... tout le corps se relaxe... le visage...le bras droit... les épaules... etc... respiration libre... Pendant cet exercice, seul le bras droit ou gauche est tendu et le reste du corps complètement relâché. C'est un exercice important : en effet le jour de l'accouchement ce sera la même chose : tout mon corps sera relaxé et seul l'utérus travaillera en se contractant pour ouvrir le col. Je respire librement, je prends conscience de l'air, du souffle au niveau des narines... je modifie mon rythme respiratoire... j'inspire plus lentement, plus profondément pour mieux m'oxygéner pendant le travail musculaire et m'aider ainsi à mieux le supporter.

A présent, je relâche mon bras en imaginant que c'est la contraction utérine qui redescend... et j'apprécie la récupération du bras (20 secondes à 1 minute).

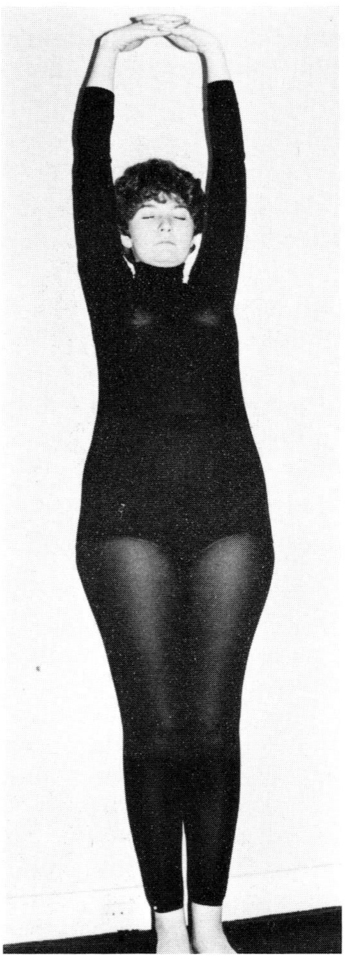

A

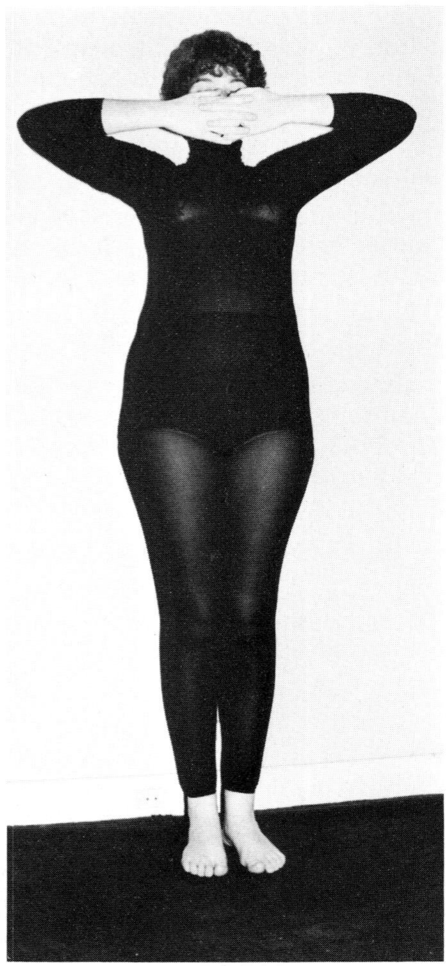

B

Fig. 3. — *Prise de conscience du schéma corporel. (A à D)*

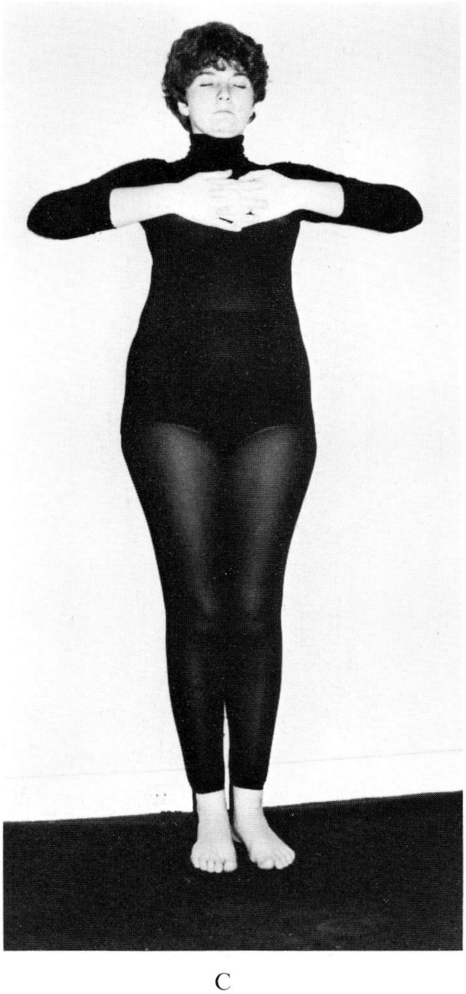

C

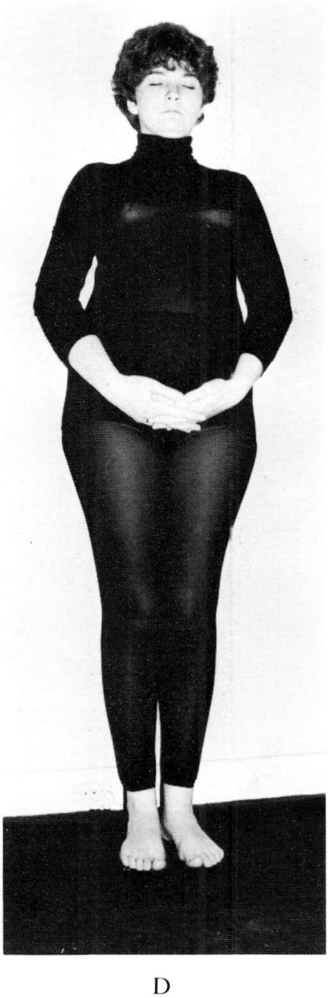

D

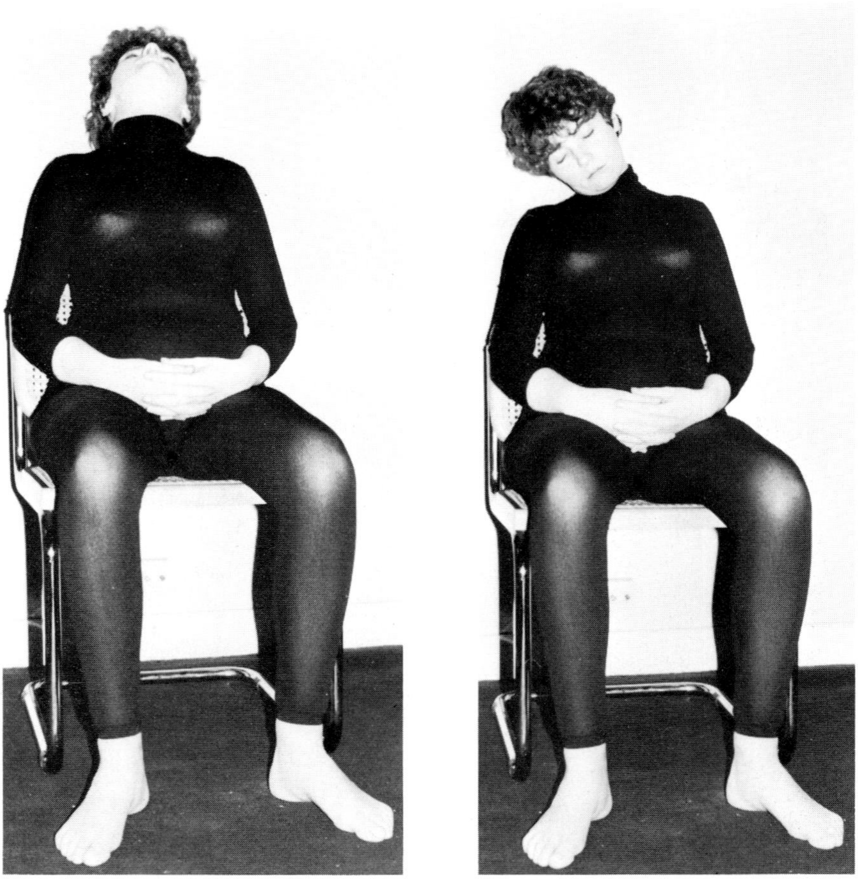

A B

Fig. — 4. — *Exercices de la tête. (A à D)*

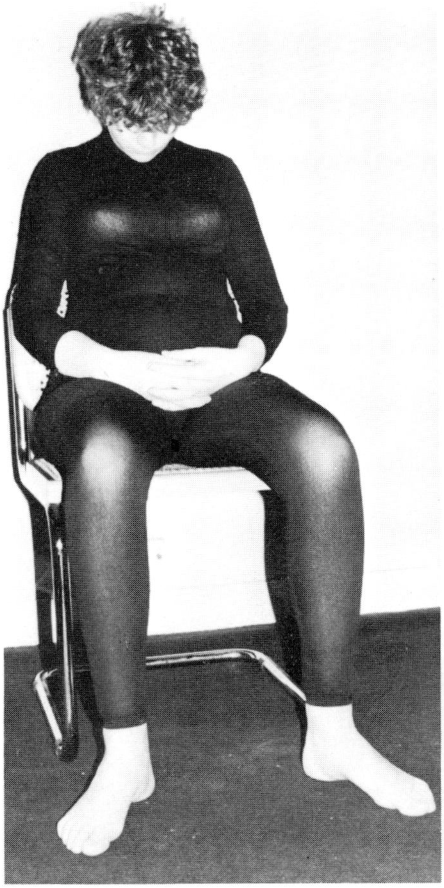

C

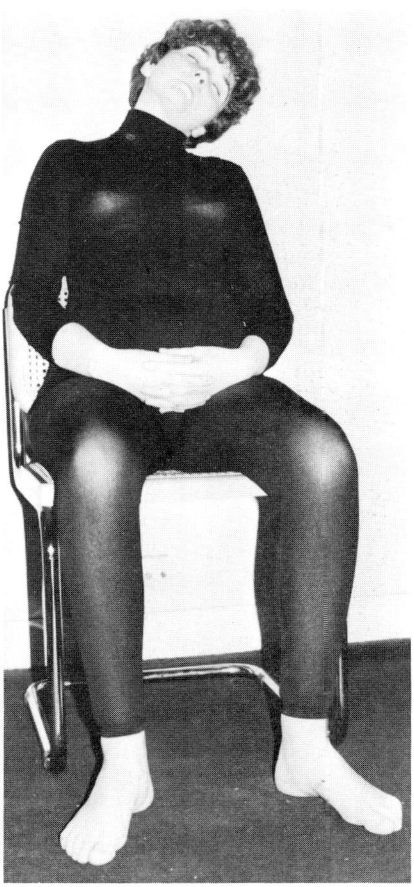

D

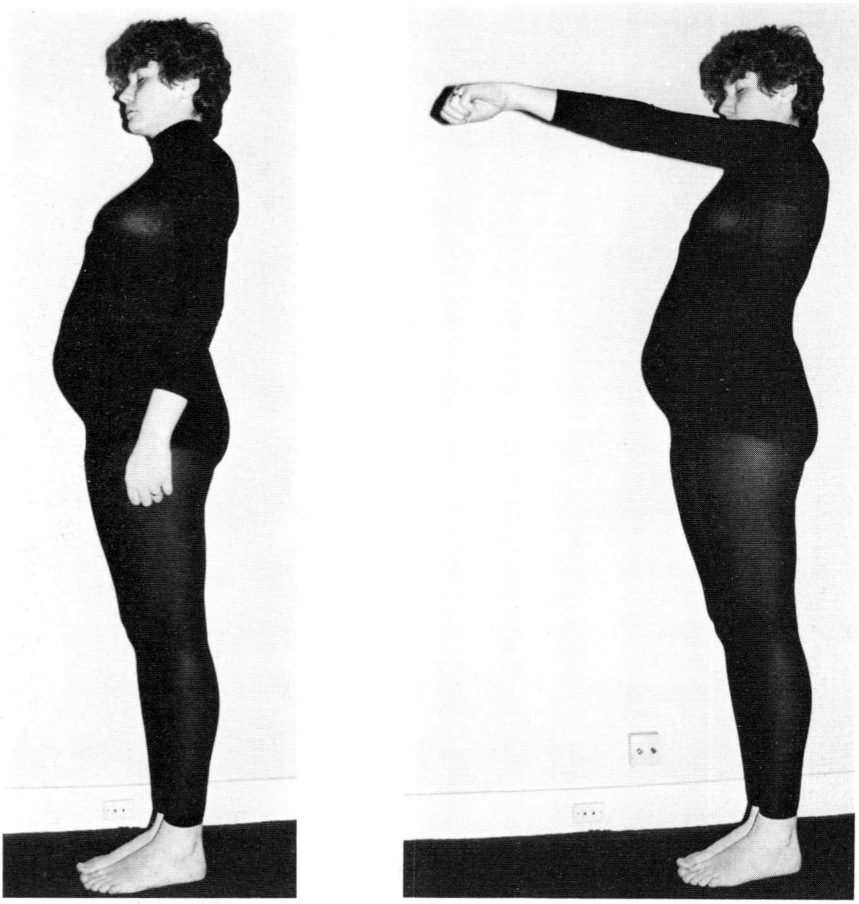

A B

Fig. — 5. — *Exercices de tension dans la relaxation, avec un bras. (A à E)*

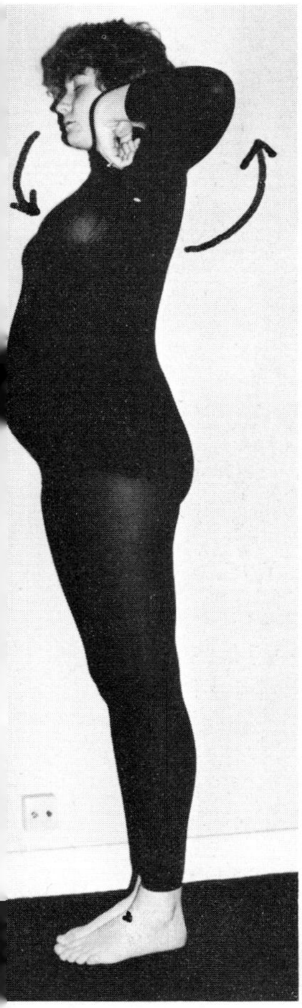

C

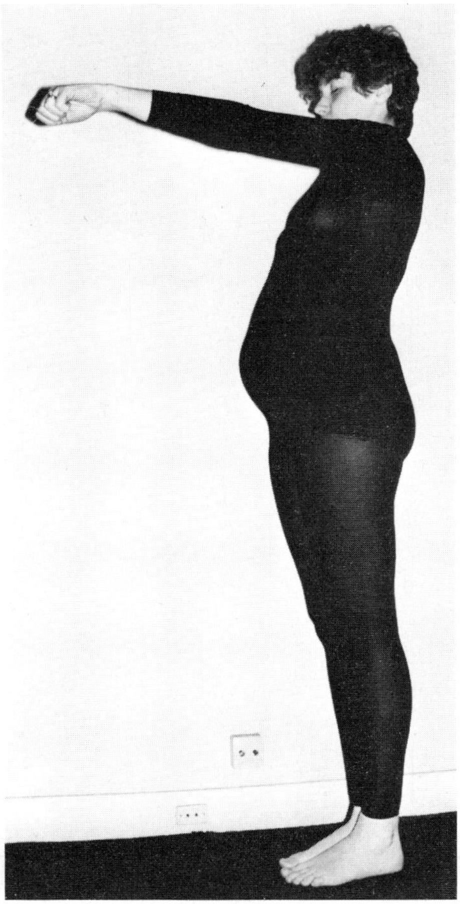

D

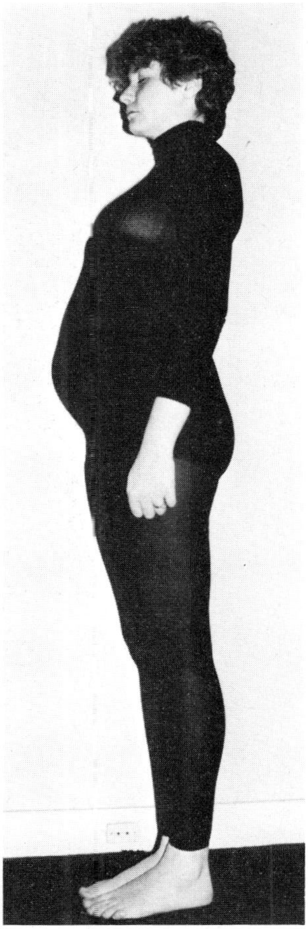

E

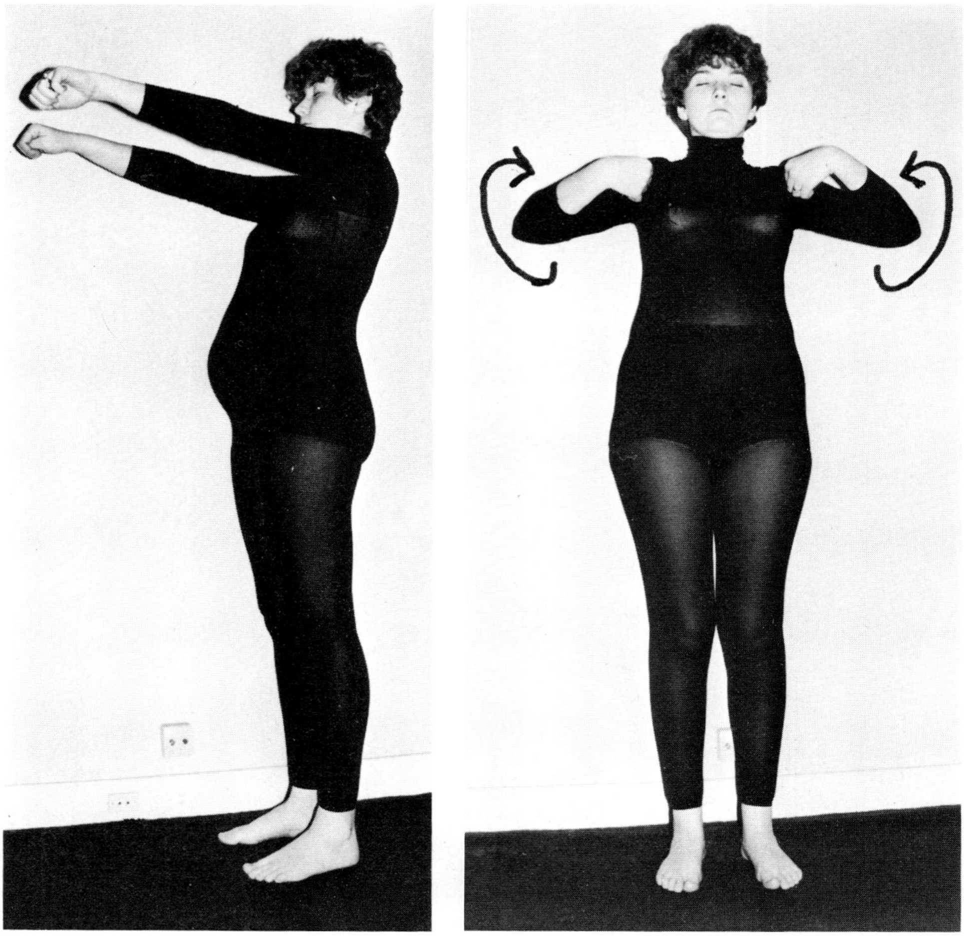

A B

Fig. — 6. — *Exercices de tension dans la relaxation, avec les deux bras (A à C)*

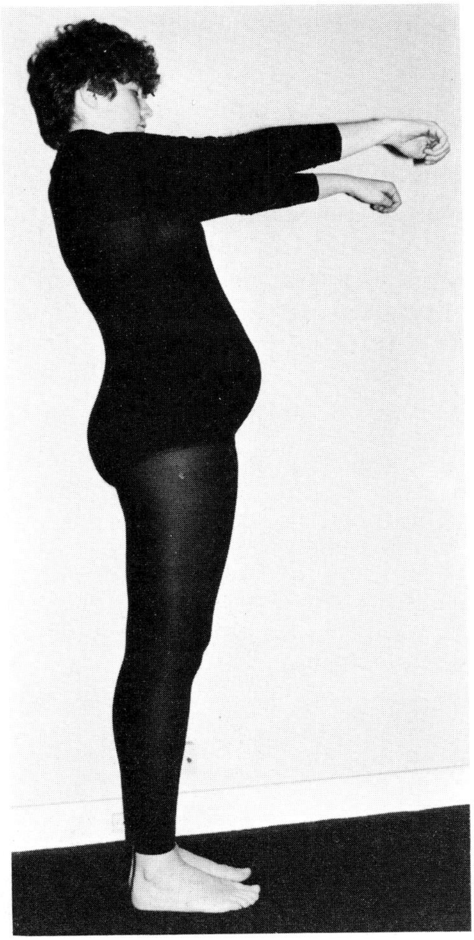

C

Avec les deux bras — le même exercice — inspiration, rétention d'air, rotation... expiration et tension des deux bras... (fig. 6).

J'apprends à retrouver la détente mentale... le calme intérieur... mes deux bras sont tendus et tout le reste de mon corps est détendu... Je découvre en moi cette capacité nouvelle : vivre une tension dans le calme du corps et l'harmonie de la conscience.

Au bord du sommeil, je vis l'harmonie.

Je détends... je récupère les bras...

Maintenant, assise confortablement, ou couchée (suivant les possibilités).

Après la tempête, le calme... j'assiste au lever du soleil de mon propre monde intérieur... à l'écoute de mon corps...

Je me laisse aller à ma propre récupération interne...

Toutes les sensations sont les bienvenues...

Les sensations proprioceptives qui viennent des muscles, des tendons, des articulations, de l'appareil de l'équilibre...

Les sensations intéroceptives qui viennent des cavités, des organes, la circulation du sang, l'appareil respiratoire... (quelques minutes).

Concentration sur un objet

Et je me concentre sur un objet naturel, neutre... (60 secondes)

Sophro-acceptation progressive de la fin de grossesse

A présent, je me projette dans le futur... j'essaie de me voir dans l'avenir et tout particulièrement en fin de grossesse, bien portante, en forme, à l'aise, avec plus d'harmonie physique et mentale, plus de confiance en moi et plus d'espoir en l'avenir...

Je vais me désophroniser lentement, comme d'habitude, en prenant mon temps... je respire... je bouge les orteils, les doigts, le visage... je m'étire... et enfin j'ouvre les yeux... ».

Troisième séance

THÉORIE

ANATOMIE

SITUATION ET DESCRIPTION DU BASSIN ET DES ORGANES GÉNITAUX

Rappel anatomique des os, articulations, ligaments, parties molles, muscles, organes.

Le bassin osseux

Il est formé par l'union de plusieurs os :

— *le pubis* en avant
— *les os iliaques* latéralement (qui forment les hanches)
— *le sacrum* et *le coccyx* en arrière (bas de la colonne vertébrale)
— *les ischions* en bas (sur lesquels on est assis)

Tous ces os sont réunis par des *articulations :*

— les articulations sacro-iliaques qui rattachent en arrière les os iliaques et le sacrum.

— la symphyse pubienne en avant sert à unir les deux pubis (Fig. 7).

Les ligaments

Ce sont des fibres destinées soit à maintenir en place un ou plusieurs organes soit à maintenir en contact deux surfaces articulaires (à l'intérieur de celles-ci ou à l'extérieur). Il y a :

— les ligaments du pubis,
— les ligaments sacro-iliaques,
— les ligaments sacro-sciatiques,
— les ligaments sacro-coccygiens.

Les articulations et les ligaments s'assouplissent pendant la grossesse permettant une petite mobilité du bassin que la femme ressent quelquefois par des « tiraillements ».

On distingue deux parties du bassin :

— le grand bassin,
— le petit bassin (ou pelvis).

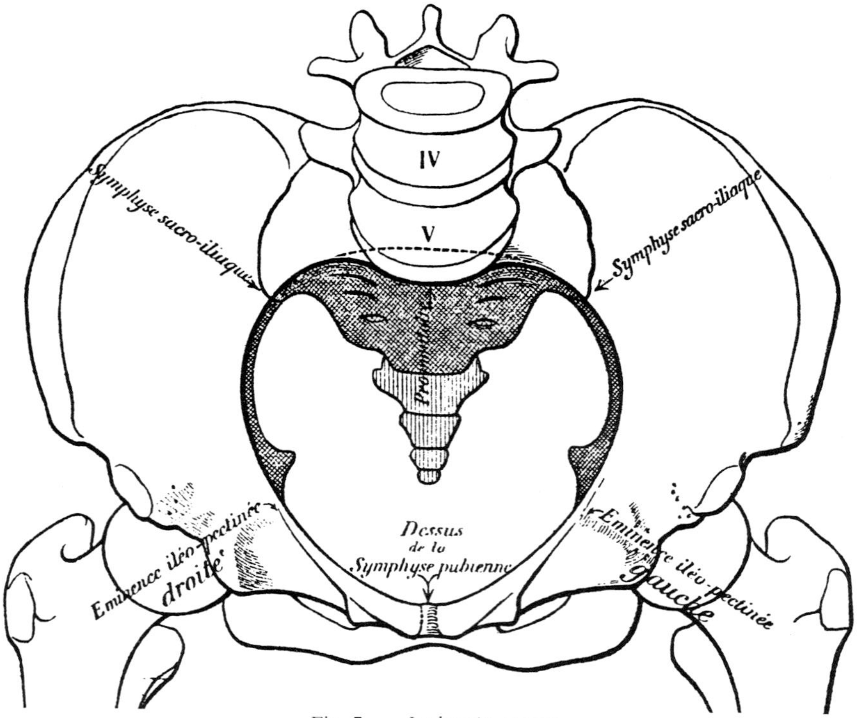

Fig. 7. — *Le bassin osseux.*
Bassin de femme debout, vu d'avant et de haut. Le regard plonge perpendiculairement au plan de l'orifice supérieur du petit bassin et aperçoit : au fond et au centre, le coccyx ; plus haut, la face antéro-inférieure du sacrum vue en raccourci, parce qu'elle est presque horizontale ; de chaque côté, les épines sciatiques. — Le trait pointillé indique le contour de l'intérieur du petit bassin (excavation), au-dessous de la saillie du promontoire sacro-vertébral.

Dans le petit bassin, on trouve derrière le pubis : la vessie puis l'utérus, le vagin et enfin le rectum.

A 3 mois et demi, 4 mois de grossesse, l'utérus sort du petit bassin, au fur et à mesure qu'il grossit, et se développe en montant dans le grand bassin pour arriver vers 8 mois et demi, 9 mois sous les poumons au niveau d'un muscle : le diaphragme.

L'utérus mesure 6 à 8 cm chez une femme non enceinte et il atteint 32 cm environ à terme.

3 mois = 9 cm de hauteur utérine
4 mois = 16 cm
5 mois = 20 cm
6 mois = 24 cm
7 mois = 27 cm
8 mois = 30 cm
9 mois = 32-33 cm

Les parties molles

Des muscles étendus transversalement comme un hamac, ferment en bas le petit bassin et soutiennent les organes. Ces muscles sont disposés en 2 plans :

- le plan profond : ***le releveur de l'anus.*** Les deux releveurs (un à droite, l'autre à gauche) descendent en bas, en oblique et en dedans (hamac),
- le plan superficiel : ***le plancher pelvien*** ou ***périnée*** (fig. 8). Le périnée comporte 3 orifices :
  - — en avant : *le méat urinaire* (l'urine accumulée dans la vessie descend par l'urêtre et sort au méat),
  - — au milieu : *l'orifice du vagin* (organe souple des rapports sexuels),
  - — en arrière : *l'anus* (orifice du rectum, dernière partie du tube digestif).

Pendant la grossesse, l'utérus appuie en avant sur la vessie et l'envie d'uriner est plus fréquente (plusieurs fois dans la nuit !) et, en arrière sur le rectum favorisant la constipation (fig. 9).

Le jour de l'accouchement, il est important d'avoir vidé vessie et rectum pour que la tête de l'enfant descende plus facilement.

L'utérus

Le corps de l'utérus mesure 5 cm et ***le col*** 3 cm.

Imaginez une bouteille renversée, ce n'est pas très poétique, mais en imaginant le goulot de la bouteille dirigé vers le bas, vous vous rendez compte de la forme du col.

De chaque côté de l'utérus, il y a les ***trompes*** et les ***ovaires.***

C'est au 14e jour d'un cycle menstruel qu'un ovule, émis par un ovaire a été aspiré dans la trompe et *fécondé dans celle-ci* par un spermatozoïde qui, déposé dans le vagin au cours d'un rapport sexuel (le sperme contient des spermatozoïdes), a migré dans l'utérus et dans la trompe.

L'union de l'ovule et du spermatozoïde a formé la ***première cellule*** du futur individu et cette cellule s'est multipliée rapidement.

Trois jours plus tard, ***l'œuf*** s'est installé dans l'utérus. L'œuf s'appelera ***embryon*** durant les trois premiers mois de la grossesse, puis ***fœtus*** jusqu'au terme.

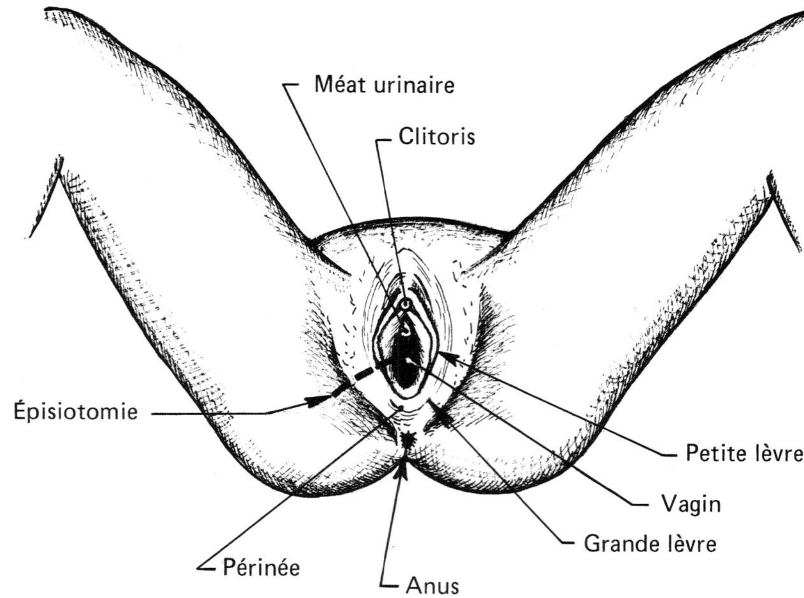

Fig. 8. — *La vulve.*

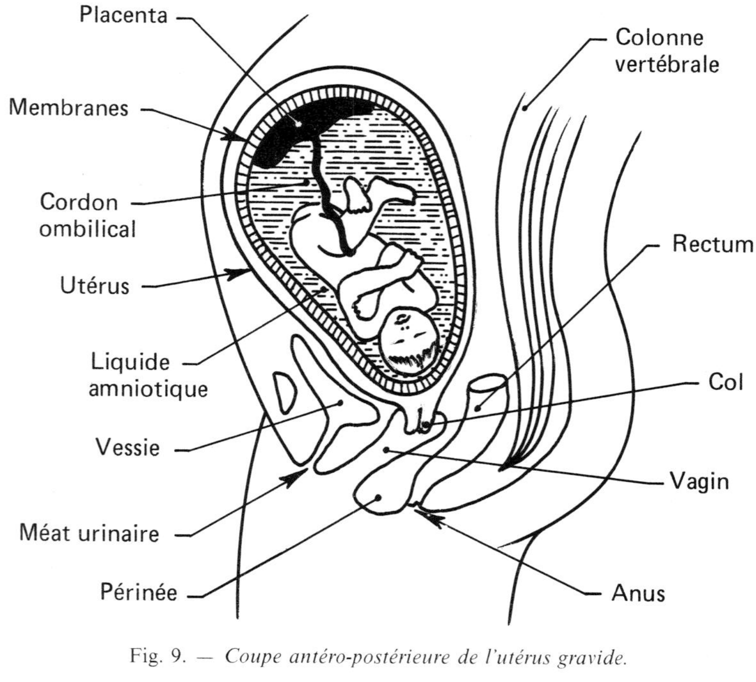

Fig. 9. — *Coupe antéro-postérieure de l'utérus gravide.*

DÉVELOPPEMENT DE L'EMBRYON ET DU FŒTUS

— 1er mois : Apparition de l'appareil cardio-vasculaire et de la circulation.
A la fin de ce 1er mois, l'embryon mesure environ 1 mm.

— 2e mois : Développement du système nerveux ; individualisation du foie ; début de l'ossification ; apparition des bourgeons des membres ; différenciation de l'œil.
A la fin du 2e mois, l'embryon mesure 3 cm.

— 3e mois : Tous les autres organes se différencient, notamment le sexe.
A la fin de ce 3e mois, l'embryon mesure 10 cm.

— 4e mois : Apparition des cheveux ; début des fonctions rénales, intestinales.
A la fin de ce mois, le fœtus mesure environ 20 cm ; il est enroulé sur lui-même, c'est pour cela que la hauteur utérine est d'environ : 15-16 cm.

— 5e mois : Tous les os sont en place à l'état de maquette de cartilage, dans laquelle commence à se déposer la substance osseuse. L'ossification va se poursuivre longtemps après la naissance.
Le fœtus âgé de 5 mois mesure environ 25 cm.

— 6e mois : La peau du fœtus est couverte d'un fin duvet. Son appareil digestif commence à fonctionner, il avale régulièrement une certaine quantité de liquide amniotique. Son cœur bat deux fois plus vite que celui d'un adulte.
Développement de l'appareil musculaire.
Taille : 30 cm ; poids : 1 000 gr environ.

— 7e mois : Maturation du système nerveux central et des centres respiratoires : le fœtus est « viable » c'est-à-dire qu'il peut survivre éventuellement hors du ventre maternel. En apparence, il semble terminé bien qu'encore très petit. Il possède : ongles, cheveux, cils, poils. Cependant, ses poumons, son foie, son appareil digestif, ses reins, son système nerveux ne sont pas encore à maturation complète et ont besoin de nombreuses semaines encore pour être parfaitement au point.

— 8e et 9e mois : Continuation de la maturation du système nerveux et des centres respiratoires. Le fœtus grossit en taille et en poids (environ 150 gr par semaine).

A terme, il mesure 50 cm et pèse 3 250 gr environ.

CONTENU DE L'UTÉRUS DANS LE TROISIÈME TRIMESTRE DE LA GROSSESSE

Le placenta

Il signifie galette, gâteau en latin.

C'est une masse spongieuse, ovale, de 25 cm de diamètre et d'environ 2 cm d'épaisseur, qui adhère à l'utérus par une face. A travers le placenta se font les échanges entre mère et enfant. Le sang maternel arrive au placenta et apporte, à un niveau moléculaire, tout ce dont l'enfant a besoin : oxygène, protides, lipides, glucides, vitamines, sels minéraux... Le placenta sélectionne et dirige ces substances vers le fœtus par le ***cordon ombilical.***

Le cordon ombilical est formé de trois vaisseaux ayant un trajet hélicoïdal ; sa longueur est d'environ 50 cm et son aspect nacré blanc, bleuté.

Le fœtus grossit grâce aux « substances » envoyées par la mère et se libère du gaz carbonique, de certains déchets qui sont renvoyés par le sang fœtal à travers le cordon ombilical jusque dans le placenta, mais il n'y a pas, normalement, mélange du sang maternel et du sang fœtal.

Le placenta constitue un système qui joue un rôle de protection vis à vis du fœtus mais cela n'est pas absolu ; certains virus ou certains parasites peuvent exceptionnellement le traverser.

On recommande, surtout dans les trois premiers mois de la grossesse, d'éviter le contact avec une personne atteinte de rubéole. C'est pourquoi il est important de se faire vacciner contre la rubéole avant toute grossesse pour être immunisée.

La toxoplasmose*, parasite de l'appareil intestinal du chat, peut occasionner des troubles du fœtus. Si l'immunité contre la toxoplasmose n'est pas acquise les précautions à prendre sont :

— éviter le contact avec les chats ;
— ne pas manger d'œufs crus ;
— bien laver tous les légumes et fruits poussant à terre, qui peuvent être souillés par les déjections du chat ;
— pas de viande saignante (surtout le mouton).

Les membranes et le liquide amniotique

Deux fines membranes mais résistantes tapissent l'intérieur de l'utérus (imaginez un sac en matière plastique transparent), l'une appelée le chorion, l'autre l'amnios ; ce dernier a donné son nom au liquide amniotique qui remplit tout l'utérus.

Il y a environ 500 ml de liquide amniotique (il peut y en avoir moins de un demi litre ou plus de 1 litre). Grâce à lui, l'enfant bouge plus facilement et se trouve protégé contre les chocs. Il assure toujours la même température pour le fœtus. Il se renouvelle plusieurs fois par jour. Il est ***incolore,*** comme de l'eau, c'est pourquoi en début de dilatation du col on parle de poche des eaux*.

Si le jour de l'accouchement, il reste incolore (cas le plus fréquent), la sage-femme dit qu'il est ***clair*** ; quelquefois, il peut se teinter, se colorer. Quand l'enfant est « mal à l'aise », son intestin se contracte et il évacue du ***méconium**** (sorte de mucus secrété par les intestins) ; le méconium ressemble à une pâte noire ; à la suite de ce rejet, le liquide se colore d'abord en jaune clair puis jaune foncé pour atteindre marron, verdâtre, noirâtre.

Le bouchon muqueux*

Comme un bouchon de champagne sur un goulot de bouteille. Il est gélatineux, secrété par le col ; il ressemble à des glaires grisâtres, épaisses quelquefois sanguinolantes ; il assure une barrière protectrice contre les microbes venant de l'extérieur, par le vagin.

Quand on perd le bouchon muqueux, c'est le signe que le col commence à s'ouvrir, ce n'est pas nécessaire de venir à la maternité, mieux vaut attendre les contractions utérines.

Incompatibilité rhésus*

Dans certains cas rares et uniquement chez les femmes Rhésus Négatif (Rh –), on peut observer un passage des globules rouges Rhésus Positif (Rh +) du fœtus dans la circulation maternelle (si le fœtus est Rhésus Négatif comme sa mère, il n'y a aucun problème) ; celle-ci peut alors développer des agglutinines irrégulières (chez les femmes Rh – on demande une recherche *d'agglutinines irrégulières**pendant la grossesse) qui tendent à détruire les globules rouges Rh + du fœtus et ceci ayant tendance à s'accentuer à chaque grossesse. C'est pourquoi après un accouchement (d'une femme Rh –), on fait systématiquement une recherche d'agglutinines irrégulières et le groupe Rhésus de l'enfant.

Si l'enfant est Rh –, comme sa mère, il n'y a pas de problème.

Si l'enfant est Rh +, on injecte à sa mère (dans les 72 heures qui suivent l'accouchement) *une dose de gammaglobulines anti D* qui neutralise les agglutinines irrégulières qui sont passées dans la circulation ; ainsi la femme se trouve protégée pour la grossesse suivante et on agira ainsi à chaque grossesse : (ceci devrait être pratiqué pour chaque fausse couche ou interruption volontaire de la grossesse chez une femme Rh –).

De cette façon, les accidents qui étaient dus aux facteurs Rhésus peuvent être évités.

PHYSIOLOGIE DE L'ACCOUCHEMENT

Signes du début du travail

Quand faut-il se rendre à la maternité ?

- Rupture spontanée des membranes ou de la poche des eaux.
  - Il peut y avoir une fissure avec un petit écoulement continu ou discontinu ou bien un écoulement franc de liquide.
  - La quantité de liquide amniotique perdue est variable de 1/2 verre d'eau à 1 litre.
- Contractions utérines régulières, plus intenses que pendant la grossesse.
  - On attend qu'elles soient rythmées toutes les 5 minutes pendant 1 heure et que la durée de chacune soit de 30 à 40 secondes, pour une primipare.
  - Et pour une multipare toutes les 10 minutes pendant 1 heure.
- Pour toute perte de sang rouge ou noir.
- Si les mouvements actifs du bébé s'arrêtent pendant 12 heures consécutives.
- Pour toute fièvre en fin de grossesse (température égale ou supérieure à 38°).

Les différentes présentations

Au cours du 8e mois ou du 9e mois, c'est variable, l'enfant bascule et met sa tête en bas. Donc la plupart des accouchements se feront avec une présentation céphalique. C'est la tête de l'enfant qui apparaîtra et sortira en premier.

Pendant l'accouchement la sage-femme vérifiera la présentation du fœtus.

Les présentations les plus fréquentes sont les *présentations du sommet* (le fœtus a sa tête bien fléchie).

Quelquefois, il y a :

— des présentations du front (le fœtus a la tête à moitié défléchie),

— des présentations de la face (le fœtus a la tête complètement défléchie),
— des présentations du siège (ce sont les fesses du fœtus qui se présentent en premier).

Il existe deux variétés dans la présentation du siège :

— le siège complet : lorsque les jambes du fœtus sont croisées en tailleur,
— le siège décomplété : lorsqu'elles sont repliées le long du corps.

Exceptionnellement :

— des présentations transversales où le fœtus, placé en travers de l'utérus, présente son *épaule* au-dessus du petit bassin.

Nous étudierons les plus fréquentes qui sont celles du *sommet* où le fœtus présente en premier son *occiput* (os postérieur de la tête).

L'engagement

Poussé par les contractions utérines, l'enfant descend dans le petit bassin en orientant sa tête (sa suture longitudinale*) dans un diamètre oblique ; ainsi nous pouvons trouver l'occiput du fœtus à l'extrémité antérieure ou postérieure du diamètre oblique gauche ou du diamètre oblique droit du bassin de sa mère.

On aura donc *4 variétés de présentations* selon la situation de l'occiput :

— occipito-iliaque-gauche-antérieure (O.I.G.A.) (fig. 10), la plus fréquente environ 66 % des cas ; l'occiput de l'enfant est situé à l'extrémité antérieure du diamètre oblique et du côté de l'os iliaque gauche de la mère.
— occipito-iliaque-gauche-postérieure (O.I.G.P.) (fig. 11), l'occiput de l'enfant est situé à l'extrémité postérieure du diamètre oblique et du côté de l'os iliaque gauche de la mère.
— occipito-iliaque-droite-antérieure (O.I.D.A.) (fig. 12), l'occiput est situé à l'extrémité antérieure du diamètre oblique et du côté droit de la mère.
— occipito-iliaque-droite-postérieure (O.I.D.P.) (fig. 13), l'occiput est situé à l'extrémité postérieure du diamètre oblique et du côté droit de la mère.

Lors de la *descente* dans le petit bassin, le fœtus effectue une *rotation* due au muscle releveur de l'anus ; en effet, ce dernier à la

* Suture longitudinale : espace entre les 2 os du dessus de la tête (pariétaux).

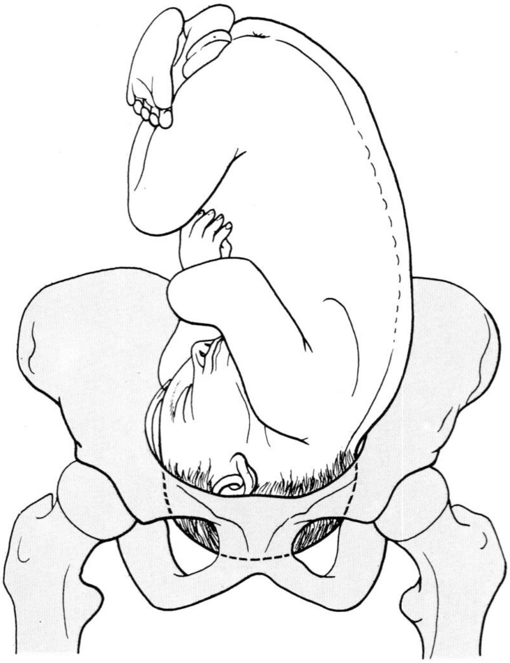

Fig. 10. — *Le fœtus.*
Présentation céphalique.

La tête, fléchie fortement, est engagée : *présentation du sommet.*

Quel genre de position ?
Voyez : le repère du sommet, l'occipital, comme le dos, regarde à gauche de la mère.
C'est une position gauche, occipito-iliaque gauche.

Quelle variété ?
L'occipital, qui est tourné à gauche, regarde aussi, comme le dos, un peu en avant.
C'est la variété antérieure.

Donc position occipito-iliaque-gauche-antérieure, O.I.G.A.

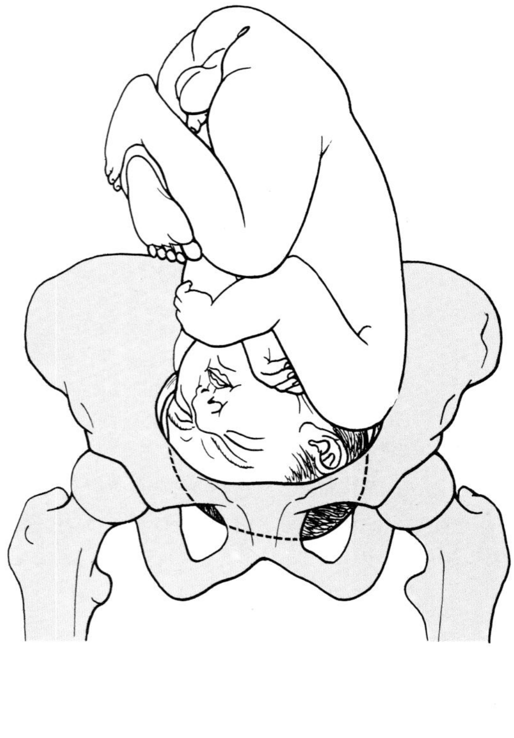

Fig. 11. — *Le fœtus.*
Présentation céphalique.

La tête est fléchie, engagée par le sommet *présentation du sommet.*

Quel genre de position ?
Le repère du sommet, l'occipital, comme le dos, regarde à gauche.
C'est encore une position gauche, occipito-iliaque-gauche.

Quelle variété ?
L'occipital, qui est tourné à gauche. regarde aussi, comme le dos, un peu en arrière.
C'est la variété postérieure.

Donc : position occipito-iliaque-gauche-postérieure, O.I.G.P.

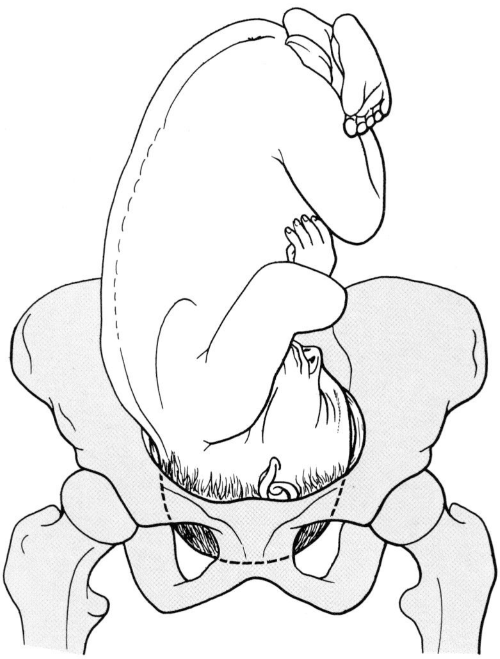

Fig. 12. — *Le fœtus. Présentation céphalique.*

La tête fléchie fortement est engagée : *présentation du sommet.*

Quel genre de position ?
Voyez : le repère du sommet, l'occipital, comme le dos, regarde à droite de la mère.
C'est une position droite, occipito-iliaque-droite.

Quelle variété ?
L'occipital, qui est tourné à droite, regarde aussi, comme le dos, un peu en avant.
C'est la variété antérieure.

Donc : position occipito-iliaque droite-antérieure, O.I.D.A.

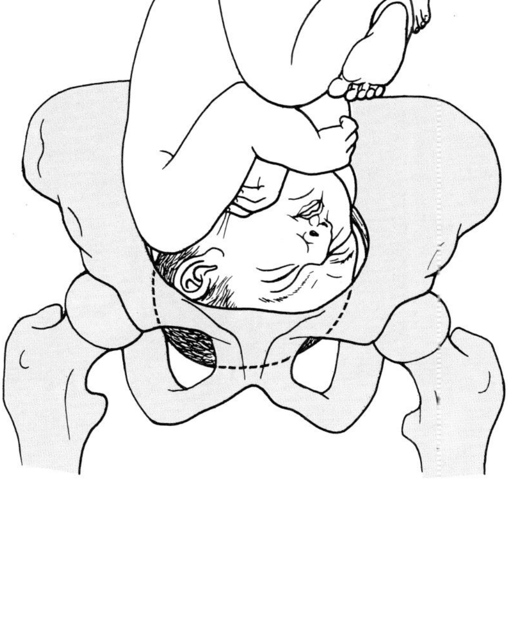

Fig. 13. — *Le fœtus. Présentation céphalique.*

La tête est fléchie, engagée par le sommet : *présentation du sommet.*

Quel genre de position ?
Le repère du sommet, l'occipital, comme le dos, regarde à droite de la mère.
C'est encore une position droite, occipito-iliaque droite.

Quelle variété ?
L'occipital, qui est tourné à droite, regarde aussi, comme le dos, un peu en arrière.
C'est la variété postérieure.

Donc : position occipito-iliaque droite-postérieure, O.I.D.P.

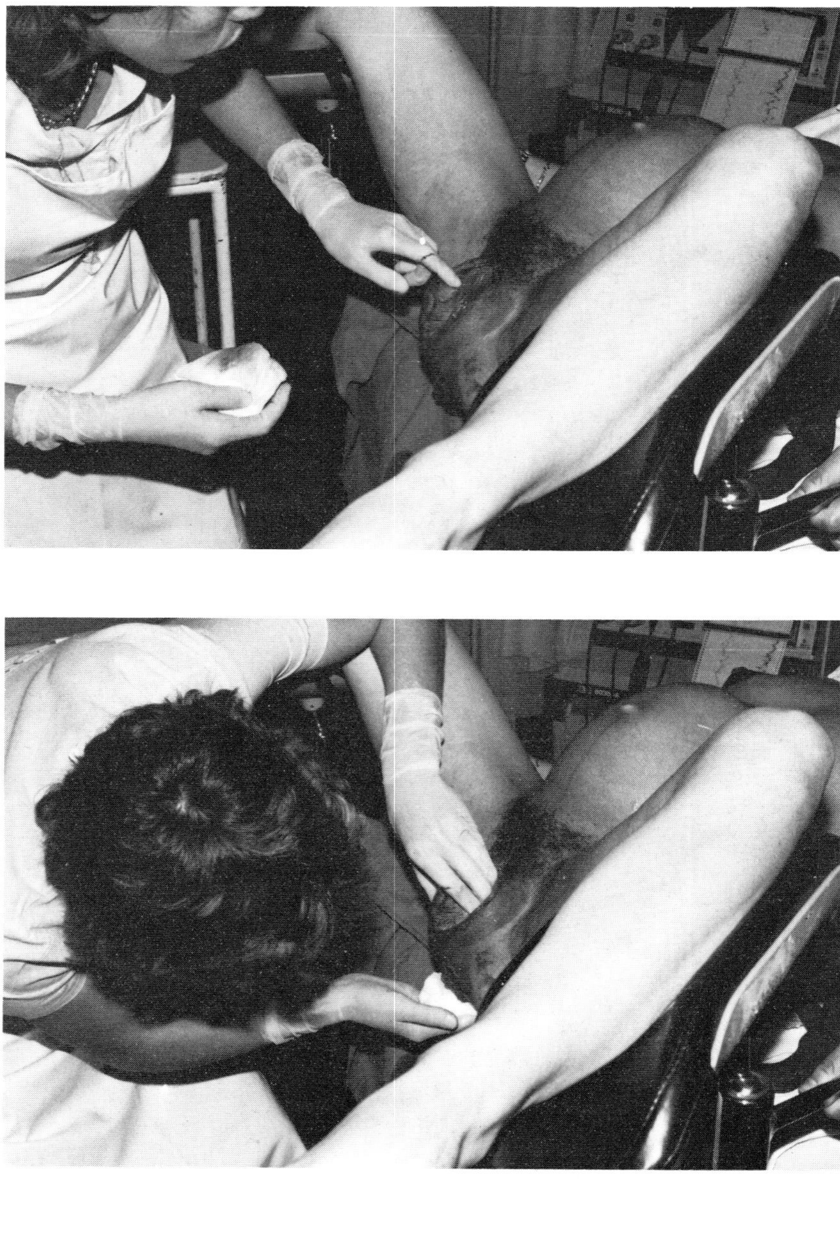

Fig. 14. — *Expulsion.* La sage-femme se tourne vers le père et lui dit :

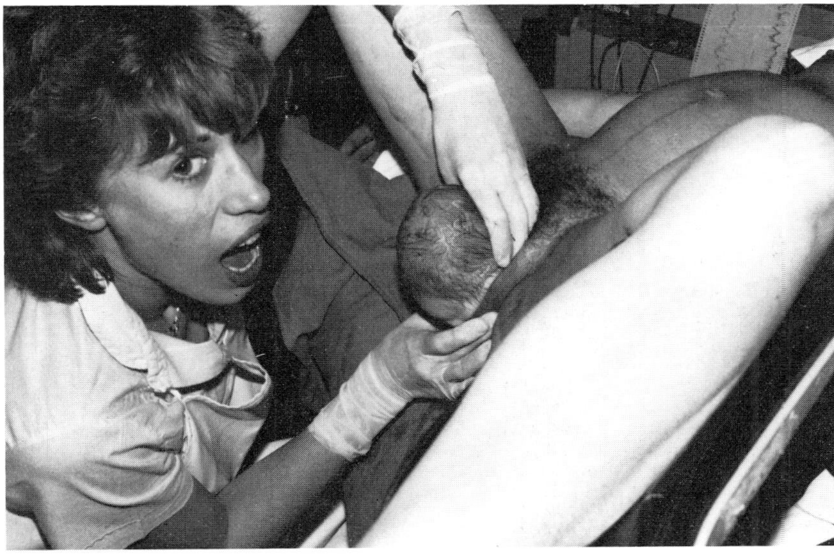

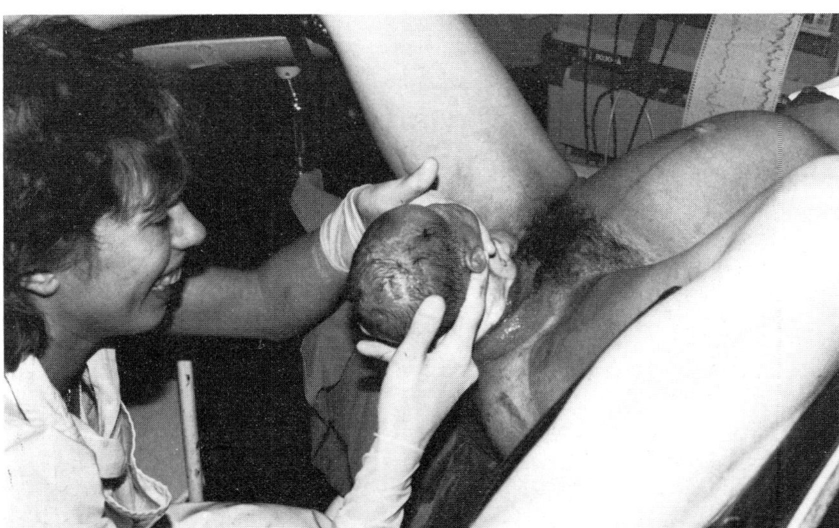

« Ça y est ! Regardez la tête est sortie !!! »

forme d'un « entonnoir » (les bords descendent en bas, en oblique et en dedans) qui se termine par une boutonnière antéro-postérieure ; ce qui fait que le plus grand diamètre du bassin devient à ce niveau, non plus oblique, mais antéro-postérieur : ainsi le fœtus toujours poussé par les contractions va tourner et placer son occiput devant le pubis.

La sage-femme dira : « c'est une occipito-pubienne » (O.P.) : l'occiput de l'enfant est derrière le pubis de sa mère : on sait que le fœtus a terminé sa rotation.

Quelquefois, l'enfant tourne en arrière : c'est une « occipito-sacrée » (O.S.) l'occiput de l'enfant est devant le sacrum de sa mère.

- Dans les variétés antérieures, le fœtus effectue une petite rotation (angle de 45°).
- Dans les variétés postérieures, le fœtus effectue une grande rotation (angle de 135°).

Expulsion

Ensuite le fœtus va se dégager à l'extérieur, en pivotant autour du pubis. Au moment où sa mère fera les efforts expulsifs, on verra apparaître, à travers le vagin, sa tête. Puis, une fois la tête fœtale sortie, la sage-femme aidera à sa rotation extra-pelvienne, en la tournant à droite ou à gauche, suivant le côté du dos, de façon à faire tourner les épaules du fœtus dans le diamètre antéro-postérieur du releveur de l'anus. Quand les épaules sont dégagées, le thorax, l'abdomen et les jambes de l'enfant sortent très facilement (fig. 14).

Il est important qu'une femme enceinte comprenne tous ces termes et se familiarise un peu avec eux car elle les entendra certainement en salle de naissance. Ainsi, elle ne sera pas inquiète, puisqu'elle saura de quoi il s'agit.

Accouchement « par les reins »

Une position postérieure du fœtus peut donner des algies (douleurs) lombaires pendant le travail. L'enfant, en tournant, appuie sur les articulations sacro-iliaques et distend les ligaments. Les femmes disent qu'elles accouchent « par les reins ». Une bonne posture assise (avec le bassin plus ou moins basculé) ainsi qu'un massage efficace au niveau du bas du dos soulageront beaucoup.

Effacement et dilatation du col

Le col est long, à peu près 2 à 3 cm et fermé pendant la grossesse. Au moment des contractions utérines régulières de l'accouchement, les fibres musculaires du corps de l'utérus vont tirer sur le col pour l'ouvrir. Cette ouverture est aussi favorisée par la pression du contenu de l'utérus sur le col.

On distingue :
- une modification en longueur = l'effacement
- une modification en ouverture = la dilatation

Effacement*

Le col était *long* (2, 3 cm), il va devenir mi-long, ou court (1 cm), puis effacé (quelques millimètres d'épaisseur) (fig. 15).

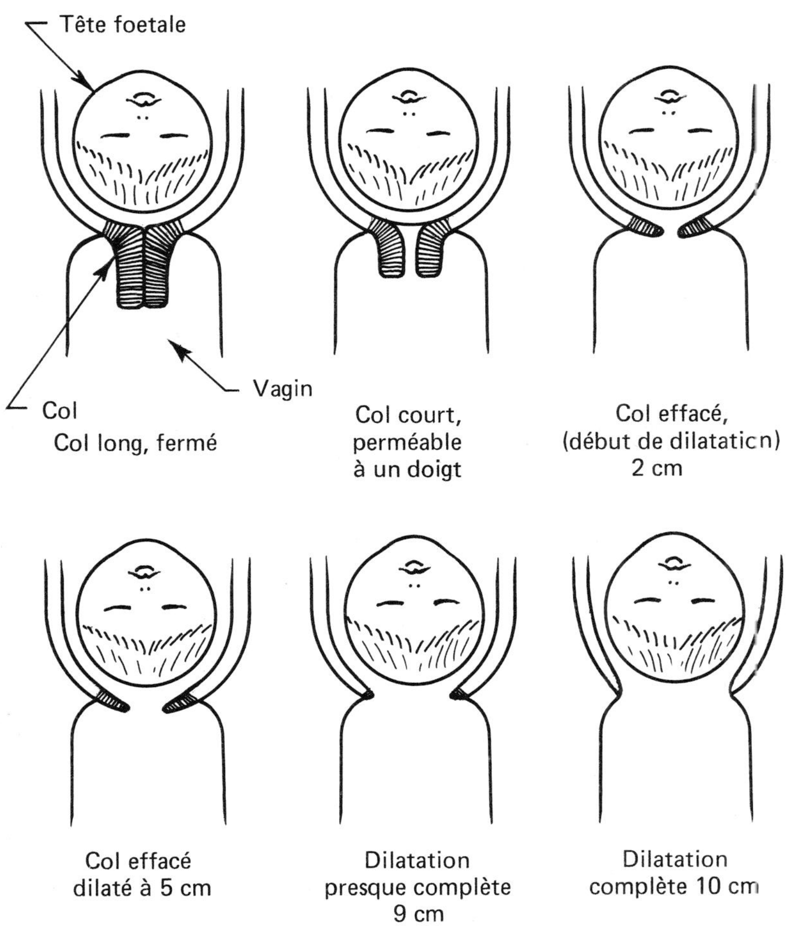

Fig. 15. — *Effacement et dilatation du col.*

Sa consistance sera examinée ; il peut être mou, *souple*, tendu, dur. Ne pas s'inquiéter des termes, si la sage-femme constate qu'il est dur, elle fera ce qui convient pour l'assouplir (antispasmodiques).

Dilatation*

Le col est fermé : on ne pouvait pas rentrer un doigt à l'intérieur lors du toucher vaginal. Sous l'effet des contractions et de la poussée du contenu de l'utérus, le col va s'ouvrir : il devient perméable à un doigt (on peut rentrer un doigt à l'intérieur), puis perméable à deux doigts et quand on écarte les doigts dans le col, on cote son ouverture en centimètres : col dilaté à 3 cm, 4, 5... jusqu'à 10 cm qui est la dilatation totale (fig. 15). A ce moment la tête de l'enfant peut descendre dans le vagin : il n'existe plus qu'un cylindre utéro-vaginal.

Le travail d'effacement et de dilatation dure 8 à 12 heures pour une primipare, environ 2 à 6 heures pour une multipare*.

Pour un premier enfant, l'accouchement peut durer deux heures mais parfois c'est plus long : jusqu'à 16 heures.

Faux travail*

Ce sont des contractions utérines régulières ou irrégulières, quelquefois douloureuses, qui n'ouvrent pas le col. Par exemple, on a des contractions depuis 3 heures et aucune ouverture ne se produit. C'est fatigant et décourageant.

La sage-femme prend, alors, la décision d'arrêter ce « faux travail ». Elle donne des antispasmodiques qui, la plupart du temps, arrêtent les contractions inefficaces et soulagent la parturiente* car ils sont analgésiants*.

Monitoring*

Appareil captant les bruits du cœur du fœtus ainsi que les contractions utérines.

Capteurs externes : deux capteurs ronds sont posés sur l'abdomen de la patiente et maintenus par des bandes élastiques ; ces capteurs sont munis de fils assez longs pour que la femme puisse bouger. Ces fils sont reliés à un appareil où l'on peut voir s'inscrire sur une feuille, l'enregistrement des bruits du cœur fœtal, fluctuants, rapides ; ils battent entre 120 et 160 par minute.

L'intensité et la régularité des contractions sont également enregistrées.

Capteurs internes : quand la poche des eaux est rompue, les bruits du cœur sont captés par une électrode fine que l'on pose sur la tête de l'enfant. On glisse une sonde fine à l'intérieur de l'utérus, le long de la paroi, pour enregistrer la pression des contractions.

Amnioscopie* (fig. 16)

Ne pas confondre avec amniocentèse* où il y a un prélèvement de liquide amniotique soit en début de grossesse pour repérer d'éventuelles anomalies génétiques, soit en fin de grossesse pour vérifier la maturité des poumons de l'enfant dans certains cas particuliers.

L'amnioscopie* vient de scope = voir, regarder.

Cet examen qui dure quelques secondes est très facile à pratiquer. Il s'agit, au cours d'un toucher vaginal, de glisser un amnioscope (petit tube creux) dans le col et de le maintenir sur les membranes ; on regarde, grâce à une lumière, à travers les membranes, la couleur du liquide ; si celui-ci est clair, on sait que le bébé est à l'aise.

Cet examen est pratiqué assez souvent à l'arrivée à la maternité le jour de l'accouchement et beaucoup plus fréquemment en cas de terme dépassé.

Physiologie de la contraction utérine

L'introduction d'un cathéter fin et souple dans la cavité utérine donne des valeurs de la pression amniotique, du tonus utérin, du rythme et de l'intensité des contractions.

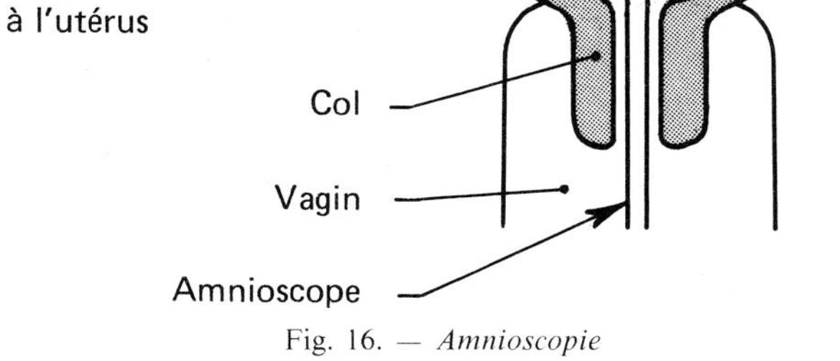

Fig. 16. — *Amnioscopie*

Si on analyse un tracé de contractions utérines au cours du « travail », on voit que les contractions involontaires varient dans leur rythme, leur intensité, leur durée. Entre les contractions, l'utérus se relâche et la pression enregistrée pendant cette phase de repos définit le « tonus de base » (degré d'activité permanent).

L'onde contractile prend naissance au fond de l'utérus et se propage vers le bas, parcourant l'utérus en 10 ou 20 secondes. Le mécanisme nerveux de la contraction est encore mal connu mais les filets sympathiques et parasympathiques du plexus hypogastrique inférieur y participent. Les centres supérieurs, cortex compris, jouent un rôle « de mieux en mieux connu » dans la préparation à l'accouchement : d'où l'importance de la méthode sophrologique.

Le tracé ressemble à une courbe dite de Gauss (en chapeau d'arlequin) à peu près symétrique avec une phase descendante souvent un peu prolongée (fig. 17).

La pression du tonus de base varie de 3 à 13 millimètres de mercure.

Le rythme des contractions augmente avec la progression du travail. Les contractions surviennent toutes les vingt minutes au début, puis toutes les cinq minutes et toutes les deux minutes à la fin de la dilatation (fig. 17 bis).

La valeur des pressions auxquelles l'utérus est soumis est très variable d'un cas à l'autre, même pour une efficacité semblable du travail.

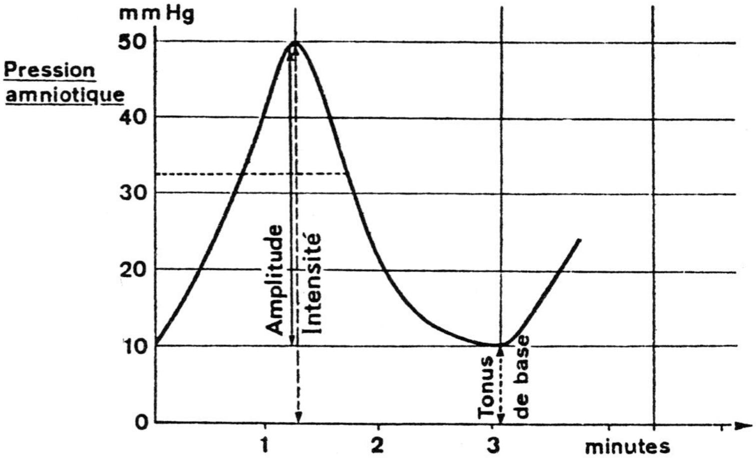

Fig. 17. — *Tracé de la contraction utérine.*

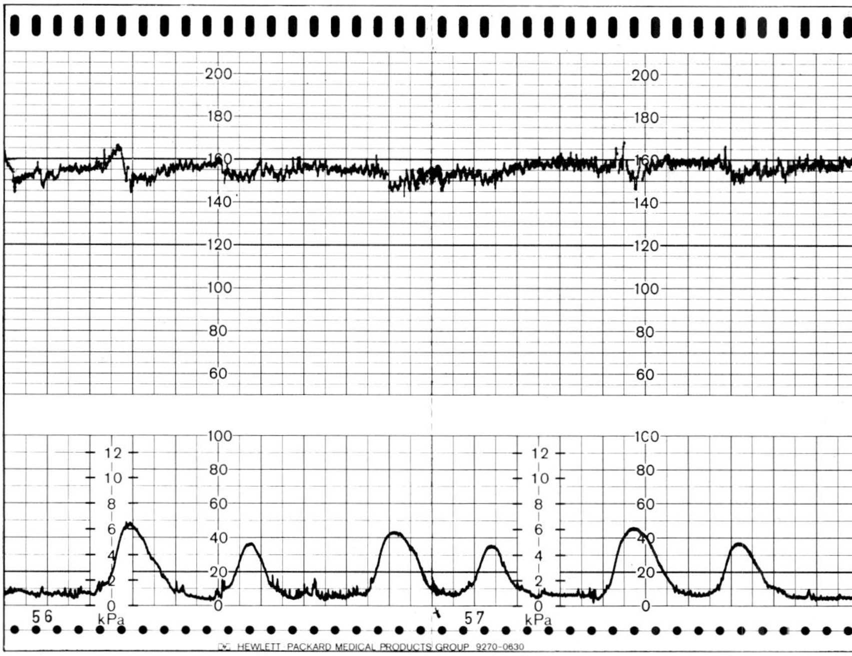

Fig. 17 bis. — *Enregistrement des bruits du cœur foetal et des contractions utérines par le monitorage obstétrical.*

L'intensité moyenne au début du travail est de 30 à 40 millimètres de mercure, elle est de 50 à 65 pendant le reste de la période de la dilatation, pouvant même atteindre 80 à 90 à la fin de la dilatation.

Au cours de la période d'expulsion l'action surajoutée de la poussée abdominale fait monter la pression jusqu'à 100 ou 130 millimètres de mercure.

Sur le tracé, on constate alors au sommet de la courbe plusieurs pics qui correspondent à l'augmentation de pression due à la poussée abdominale.

On constate que ces pressions mesurées dans les conditions normales, ne sont pas très fortes mais les contractions utérines s'accompagnent de douleurs qui leur donnent une tonalité affective parfois exagérée.

Ce qui explique que la préparation par la méthode sophrologique peut par son action sur l'organisme, obtenir pour la parturiente un accouchement facile.

PRATIQUE SOPHROLOGIQUE DE LA TROISIÈME SÉANCE

2e degré de la relaxation dynamique

— Sophronisation — Remplacement de l'objet par le sujet	durée :	30 minutes
— Contemplation — Exercice de tension des bras — Exercice de tension des jambes — Exercice de tension du cou et de la nuque — Exercice de contraction — relâchement du périnée	posture :	assise (dos droit sur dossier de la chaise)
— Sophro-acceptation progressive • de l'accouchement	ou :	couchée
• de la contraction utérine • de la respiration • de la fin de grossesse	ou :	alternance assise ou couchée un jour sur deux
— Exercices pour affiner la perception des organes des sens — Désophronisation		

« Je m'assieds en gardant le dos droit sur le dossier de la chaise. Je ferme les yeux pour plonger plus facilement dans mon propre monde intérieur.

Maintenant, je dirige mon attention sur les muscles du front... je sens la forme de mon front, les plis, les rides qui s'effacent... mon front devient de plus en plus lisse...

Je décontracte les sourcils, je sens les paupières, les muscles autour de mes yeux. Je prends conscience de mon nez, de mes joues...

Je desserre les dents, je détends la bouche : la lèvre supérieure... la lèvre inférieure... la langue dans la bouche...

J'observe la forme de ma bouche relaxée, à peine entr'ouverte.

J'observe la sérénité de mon visage.

Je sens la peau de mon visage détendue... lisse...

Je décontracte la partie postérieure de ma tête, le cuir chevelu...

Je détends mon cou, ma nuque... je peux bouger un peu la tête... relaxation ne veut pas dire immobilité...

Je relâche les épaules, les bras... les coudes... les avant bras... les poignets... les mains... paume de la main, dessus de la main... chaque doigt...

Et, sans effort, je me laisse aller dans ce niveau profond de la conscience : au bord même du sommeil, à l'écoute de ces nouvelles sensations agréables de relaxation qui vont laisser des traces, des messages positifs dans ma conscience.

Au bord du sommeil, je prends conscience de mon dos, sa hauteur, sa largeur, je le détends, je sens la forme de la colonne vertébrale, ses courbures... je desserre les fessiers...

Je relaxe le devant du corps : thorax, poitrine, abdomen et je pose mon attention sur la respiration calme, tranquille... laissez-vous bercer par ce rythme calme...

Je relâche les organes sexuels, j'imagine qu'ils s'ouvrent comme une fleur qui ouvre ses pétales... je détends les jambes : cuisses, genoux, mollets, chevilles, pieds, orteils.

Je prends conscience du niveau sophro-liminal... le bord du sommeil... je sens le poids de mon corps, sa lourdeur... les paupières sont lourdes, les bras aussi... j'apprécie leur poids...

A présent je me concentre sur l'objet...

Remplacement de l'objet par le sujet

Maintenant, je vais pratiquer la contemplation du 2e degré. C'est une contemplation de soi-même comme si on se regardait de l'extérieur en train de faire le mouvement.

Exercice du bras (fig. 18)

J'inspire, je retiens l'air, je tends mon bras droit à l'horizontale, poing fermé... contemplation... je note la longueur, la forme de mon bras...sa place dans l'espace... j'expire en même temps que mon bras redescend.

Je refais l'exercice deux fois encore...

- La même activation avec le bras gauche — trois fois.
- La même activation avec les deux bras à la fois — trois fois.

Respiration libre, calme. Le bord du sommeil.

Tension de la jambe

Si j'apprécie l'exercice du bras, je peux ajouter un exercice de tension de jambes horizontalement, sans mobiliser la cuisse. Je pratique cette activation de la même façon en synchronisant la respiration :

- avec la tension de la jambe droite — trois fois,
- avec la jambe gauche — trois fois,
- avec les deux jambes tendues à la fois — trois fois.

Tension du cou et de la nuque

J'inspire, je retiens l'air et je porte la tête en avant, menton sur la poitrine... je sens l'étirement de ma nuque...

J'expire en même temps que ma tête revient à la verticale.

J'inspire, je retiens l'air et je penche ma tête vers l'arrière en prenant conscience de la forme et de l'étirement de mon cou...

J'expire en même temps que ma tête revient à la verticale.

Je me représente et je sens mon bébé dans l'utérus, entouré de liquide amniotique. Je le vois et j'imagine le placenta, le cordon ombilical... ce que fait mon bébé... il ouvre les yeux... il suce son pouce...

Exercice de contraction, relâchement du périnée

Maintenant, j'imagine le col de l'utérus qui est au fond du vagin. Je m'entraîne à relâcher le périnée, ce muscle qui forme le plancher du bassin.

Comme pour retenir une envie imaginaire d'uriner, je contracte plusieurs fois le périnée ; je sens le vagin se resserrer et se relâcher, je sens bien tous ces muscles que je devrai détendre au moment où la tête de mon bébé sortira...

Comme pour retenir une envie d'aller à la selle, je serre plusieurs fois le sphincter de l'anus ; je l'imagine comme un petit tube : je vais serrer l'extrémité inférieure, le milieu et également l'extrémité supérieure située à 2, 3 cm au-dessus de l'extrémité inférieure. Je fais travailler le périnée postérieur ainsi que les muscles releveurs de l'anus.

Au moment de l'expulsion, la tête fœtale appuiera sur le rectum, dilatera l'anus et me donnera peut-être la sensation d'une envie impérieuse d'aller à la selle... je relâche bien... surtout je ne retiens pas mon bébé...

Pour le travail des muscles fessiers, j'imagine une feuille de papier que je serre entre mes deux fessiers... plusieurs fois... je

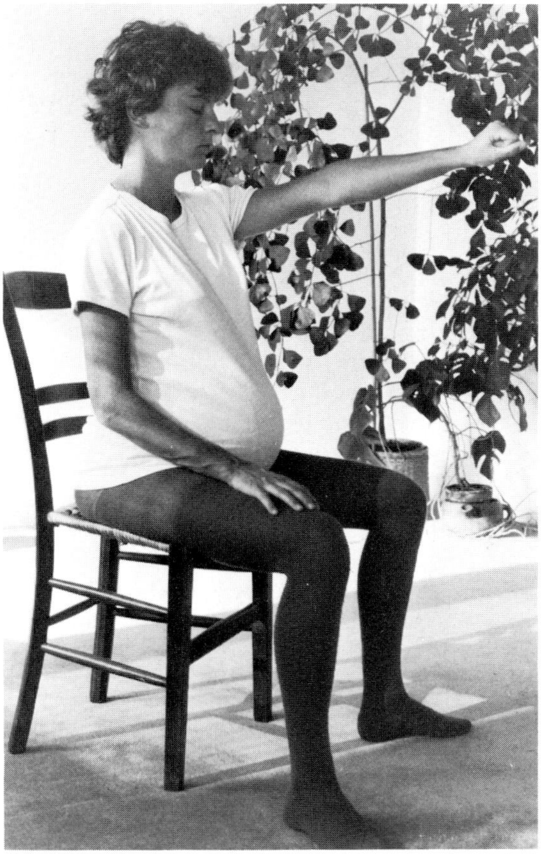

Fig. 18. — *Exercice du bras* (2e degré).

contracte, je relâche... et maintenant, je serre tout à la fois (fessiers, vagin, releveurs de l'anus) puis je relâche tout.

Sophro-acceptation progressive

A présent, j'imagine mon accouchement... je suis installée sur le lit, à la maternité, dans la posture où je me trouve le plus à l'aise (sur le dos, le côté, assise...) ma respiration est calme ; elle oxygène bien tout mon corps et en particulier mon utérus ; il en a bien besoin car il fait un gros travail depuis plusieurs heures.

Mon bébé reçoit aussi cet apport d'oxygène, c'est important pour lui.

J'imagine une contraction, l'utérus durcit... je m'aide en respirant, en modifiant mon souffle, je l'adapte à l'intensité de la contraction, je le laisse devenir léger, subtil avec cet effet calmant que je connais bien... la respiration m'aide à mieux supporter la contraction, à la recevoir et à la vivre plus facilement... La contraction se termine et je récupère... j'apprécie ce temps de repos que la nature m'a donné ainsi qu'à mon bébé.

J'imagine une autre contraction.

Je répète « l'expiration active »... j'expire... je vide mes poumons en creusant légèrement le bas ventre comme si je voulais coller mon nombril sur la colonne vertébrale... quand je ne peux plus expirer, je laisse l'inspiration se faire toute seule. Le ventre gonfle à nouveau rapidement... petit temps d'arrêt... j'expire comme si j'avais de l'air dans le ventre et que je pressais pour le faire sortir... l'inspiration se fait toute seule... petit temps d'arrêt... l'expiration est longue, lente, *active,* contrôlée, en creusant légèrement. L'inspiration est courte, passive, le ventre regonfle tout seul.

Mobilisation de « l'énergie vitale » qui est dans le bas ventre : 3 à 5 « expirations actives ».

A chaque contraction, le col s'ouvre, le bébé descend et je me rapproche de la fin de l'accouchement et du début de ma vraie vie de mère...

Maintenant, j'essaie de me voir en fin de grossesse, à l'aise dans mon corps, tout est prêt pour mon bébé et moi aussi je suis prête à accoucher. Je sais me relaxer, respirer, placer mon corps dans une bonne position... j'active bien toutes mes structures positives... je me vois avec harmonie, confiance en moi-même et plus d'espoir en l'avenir.

Exercices pour affiner la perception des organes des sens

A présent je vais affiner la perception de mes organes des sens.

Je place mes mains en creux comme des coquillages devant mes yeux ; je perçois la chaleur de celles-ci et je détends mes paupières. ***Je prends conscience de l'importance de l'organe de la vision*** qui me permet de voir les formes, les couleurs.

J'imagine que mes yeux baignent dans de l'eau tiède. Mon enfant aussi baigne dans le liquide amniotique tiède...

Je peux même imaginer l'instant où sa tête sortira de mon corps, même sans ouvrir les yeux, la lumière pénétrera à travers ses paupières comme elle le fait en ce moment où j'enlève mes mains... La lumière semblera plus vive encore pour mon bébé s'il ouvre ses paupières...

Je place mes mains devant mes oreilles et ***je prends conscience de l'importance de l'organe de l'audition.***

J'écoute les bruits, les sons proches et lointains. Mon ouïe me permet de m'épanouir en écoutant de la musique... Le gazouillement d'oiseaux, le frémissement d'un ruisseau, le bruissement du vent dans le feuillage...

Je perçois les souffles à l'intérieur de mes oreilles... le sang qui passe dans mes vaisseaux... ma respiration... les battements de mon cœur...

Je sais l'importance de ma voix pour stimuler mon enfant, lui apprendre à parler. Je n'oublie pas que le ton de ma voix (douce, saccadée ou voilée) manifeste mes émotions...

Mon enfant est protégé par le liquide amniotique, par l'utérus. Les vibrations passent à travers l'utérus et agissent sur les organes tactiles de la peau de mon enfant : il bouge. Quand il sera né certains bruits forts le feront sursauter, d'autres le laisseront indifférent. L'effet dépend de l'état affectif profond, par exemple je sais que la plupart des mères reconnaissent à distance les pleurs de leurs enfants. Quand une maman dort, un tapage ne la réveille pas alors qu'elle se réveille au moindre bruit ou babillage fait par son bébé...

Maintenant ***je prends conscience de la fonction de mon odorat.*** Je capte l'air sur mes narines, je le sens passer à l'intérieur le plus haut possible...

L'air est plus frais quand il rentre, plus chaud quand il sort car il a été réchauffé par les poumons.

Je sens les odeurs subtiles, délicates, agréables, désagréables... Dès les premières secondes de sa vie je pourrai prendre mon bébé contre moi pour qu'il sente l'odeur de ma peau (glandes sudoripares, glandes sébacées...).

Enfin ***je prends conscience de la fonction du goût*** qui est bien souvent mêlée à celle de l'odorat.

Pour développer le goût je passe ma langue dans ma bouche, sur mes gencives, mes dents et aussi mes lèvres...

La bouche par où passe le lait puis les aliments est un organe d'une grande importance pour le nouveau-né. Dès que l'enfant peut saisir des objets, pour mieux les percevoir, les connaître, il les met à sa bouche...

A quelques minutes de vie, mon bébé est capable de téter comme il suçait son pouce in-utéro... Si je désire allaiter, je peux le mettre au sein immédiatement après l'accouchement. La stimulation des mamelons ainsi que la succion amélioreront la dynamique utérine nécessaire au décollement du placenta.

Plus tard j'apprendrai à mon enfant ce qui est sucré, salé, amer, acidulé...

Je prends conscience de la fonction du toucher.

Je promène mes mains sur ma peau, mes vêtements, le matériau de la chaise où je repose...

Je prends conscience de ce qui est doux, rugueux ou lisse, froid ou chaud, mobile, vivant...

Rien qu'avec le toucher, je peux reconnaître ce qui est sous mes doigts sans ouvrir les yeux...

Quand je poserai les mains sur mon bébé, il comprendra immédiatement, instinctivement mon état d'esprit : si mes mains sont calmes et présentes ou inquiètes et agitées...

La peau, le toucher, la caresse, le massage ont une action bénéfique en équilibrant le système nerveux.

Désophronisation ».

Quatrième séance

THÉORIE

L'ACCOUCHEMENT EN PARTICULIER LA PHASE D'EXPULSION

Le passage en salle de travail appelée plus souvent salle de naissance, a lieu lorsque la dilatation du col de l'utérus atteint 5 centimètres, quelquefois plus tôt.

Dans de nombreuses maternités on pose systématiquement :

— *une perfusion de sérum glucosé :* (l'eau réhydrate le corps, le glucose est énergétique et aide le travail de l'utérus) dans laquelle on peut injecter, en cas de besoin :
  - *des antispasmodiques* (assouplissant du col),
  - *des ocytociques* (qui rapprochent, intensifient ou rallongent les contractions utérines),
  - du magnésium ou du calcium (en cas de « tétanisation » des doigts...).

— *Un rasage* des poils autour du vagin se pratique assez fréquemment pour que la sage-femme puisse bien examiner la souplesse et l'étirement du périnée et, si le besoin s'en fait sentir, puisse pratiquer une épisiotomie.

— *Le monitorage** des bruits du cœur fœtal et des contractions utérines en continu facilite le travail du médecin et de la sage-femme :
  - si la vessie est pleine et que la parturiente n'arrive pas à la vider du fait de la tête du fœtus qui appuie sur l'urètre, on pratique un sondage vésical qui est indolore (il s'agit de glisser une sonde fine dans la vessie.
  - bien souvent *on rompt artificiellement les membranes* pour accélérer un peu la fin de l'accouchement.

La phase de transition est une période où le fœtus va descendre à travers la filière pelvi-génitale (releveurs, vagin) ; la rotation en occipito pubienne se termine et quelquefois la parturiente ressent un besoin *impérieux et violent de pousser* ou « d'aller à la selle » car la tête du fœtus appuie sur le rectum.

Tant que le col n'est pas à dilatation complète, elle ne doit pas pousser volontairement sinon le col risquerait de se déchirer ; mais comme cette envie de pousser est très forte, la sage-femme lui recommande d'avoir recours à *l'expiration lente* ou à *la respiration soufflante.*

Dès que le col se trouve ouvert à 10 centimètres, on aide la patiente à s'installer en position d'expulsion.

Phase d'expulsion ou d'enfantement

L'idéal serait de pousser le bébé en s'accroupissant. On essaie de reproduire le plus possible cette position en installant la patiente les cuisses ouvertes dans les étriers (ou gouttières dans lesquelles on place les mollets), la tête surélevée grâce à des oreillers, les mains agrippées sur les barreaux des étriers. Elle poussera en se redressant le dos rond, tête en avant, les coudes « en rameurs ».

L'enfant est passif. Il sera poussé à l'extérieur grâce :

— à la contraction involontaire de l'utérus,
— au blocage volontaire du diaphragme sur le fond utérin,
— la contraction volontaire des abdominaux.

La contraction utérine monte lentement : la sage-femme guide :

— inspirez,
— bloquez (c'est-à-dire gardez l'air et faites descendre le diaphragme sur le fond utérin en poussant votre ventre en avant).
— poussez (c'est-à-dire durcissez très fort votre ventre).

La poussée doit être dirigée vers le bas comme pour aller « à la selle » :

— soufflez, en maintenant le ventre serré,
— reprenez de l'air (tête en arrière) : inspirez,
— bloquez,
— poussez une seconde fois, très fort, en relâchant le périnée, le vagin, l'anus, les fesses,
— expirez.

Une troisième poussée sera guidée de la même façon.

Le visage doit être détendu, les mâchoires desserrées pendant la poussée qui dure environ 30 secondes.

Rappel : voir le cours sur la respiration (séance n° 2). Pour moins de fatigue maternelle, on peut pousser en expirant lentement l'air au fur et à mesure que l'on renforce la poussée.

La sage-femme peut aider l'expulsion en appuyant fortement avec les mains ou l'avant-bras sur le ventre de la mère : c'est ce qu'on appelle *« l'expression abdominale ».*

Le temps d'expulsion varie de 5 à 30 minutes, suivant la largeur du bassin, la grosseur de l'enfant, l'accomplissement de sa rotation, la puissance des abdominaux.

L'épisiotomie*

Incision pratiquée, en oblique, dans le périnée, à partir de l'orifice vulvaire, le plus souvent avec une anesthésie locale (xylocaïne) ; elle raccourcit le temps d'expulsion car elle agrandit l'orifice vulvaire.

Ses indications sont variables. On a recours assez souvent à l'épisiotomie pour raccourcir la sortie de l'enfant à la fois pour lui-même (éviter une souffrance fœtale) et pour sa mère (fatigue maternelle).

En effet, si on laisse pousser une femme qui a un gros bébé et un périnée court et peu souple, cela peut entraîner une déchirure du périnée et même un prolapsus des organes génitaux qui peut avoir des conséquences immédiates ou tardives (incontinence urinaire, descente du col utérin dans le vagin...).

Il y a d'autres indications : antécédent de césarienne (utérus cicatriciel), intervention avec un forceps, présentation du siège... Après quelques efforts expulsifs (5 à 20 minutes), lorsque le plus grand diamètre de la tête du fœtus apparaît à la vulve, la sage-femme recommande d'arrêter de pousser volontairement et de pratiquer la respiration soufflante, lente (bouche grande ouverte). Elle aide le visage du bébé à se dégager et tourne la tête de 90 degrés pour engager les épaules dans un diamètre antéro-postérieur : à ce moment, elle recommande de reprendre de l'air et de repousser pour dégager les épaules ainsi que l'abdomen et les jambes de l'enfant.

Au moment de l'expulsion, si la tête fœtale tarde à descendre, on peut être amené à intervenir plus activement. Le médecin utilise alors généralement un instrument appelé *forceps** (qui a la forme de deux grandes cuillères).

*La césarienne** est l'ouverture de l'abdomen et de l'utérus ; cette ouverture peut se pratiquer de deux façons : par une incision verticale (ombilico-pubienne) ou horizontale (para-pubienne) et sous anesthésie générale ou péridurale.

Il y a des césariennes systématiques (bassin osseux rétréci, mauvaise insertion du placenta...) et des césariennes faites en urgence (souffrance fœtale).

Délivrance naturelle*

Puis la sage-femme revient appuyer sur l'utérus pour aider la sortie du placenta qui s'est décollé grâce à quelques contractions.

On recueille la délivrance (placenta, membranes, cordon) dans un plateau et on l'examine attentivement pour vérifier si elle est bien complète.

Dystocie du col*

Dans le cas où le col ne s'ouvre pas, on peut :

— si les contractions utérines sont insuffisantes, injecter des ocytociques,
— si le col est dur, injecter des antispasmodiques,
— si la dilatation ne progresse pas, anesthésier ou pratiquer une péridurale, ce qui, dans de nombreux cas, entraîne l'ouverture du col, sinon on est amené à césariser.

La réaction de l'enfant qui sort d'un milieu maternel protégé à l'atmosphère extérieure où il peut pour la première fois détendre tout son corps, est variable ; certains crient fort et respirent bruyamment, d'autres respirent tranquillement, le visage calme (accouchement sans violence) ! On s'occupe de l'examen de l'enfant et un repos physiologique de l'utérus s'instaure pendant 1/4 d'heure à 20 minutes.

Révision utérine*

Quand il reste un morceau de placenta (cotylédon) ou des membranes dans l'utérus, on pratique une révision utérine.

Délivrance artificielle*

Elle consiste à aller chercher le placenta, s'il ne s'est pas décollé en temps opportun, et ceci généralement sous anesthésie légère.

PRATIQUE SOPHROLOGIQUE DE LA QUATRIÈME SÉANCE

Pratique de l'expulsion

Les femmes s'installent, en position d'expulsion classique — position gynécologique (car beaucoup d'entre elles accoucheront de cette façon).Allongées sur le dos, les mains tiennent les genoux fléchis.

Toutes les patientes s'entraînent à « la poussée » (fig. 19) sauf celles qui ont un col déjà ouvert (le médecin ou la sage-femme qui les suit les aura prévenues) ou un cerclage : ces dernières regardent seulement.

Elles répètent d'abord le blocage du diaphragme (semblable à une poussée du ventre vers le haut) et ensuite les poussées (environ cinq fois).

Nous leur recommandons de s'entraîner à ces poussées avec modération, tous les jours lorsqu'elles vont à la selle (une ou deux fois). Elles pourront pousser avec plus de force surtout lors des trois dernières semaines de la grossesse.

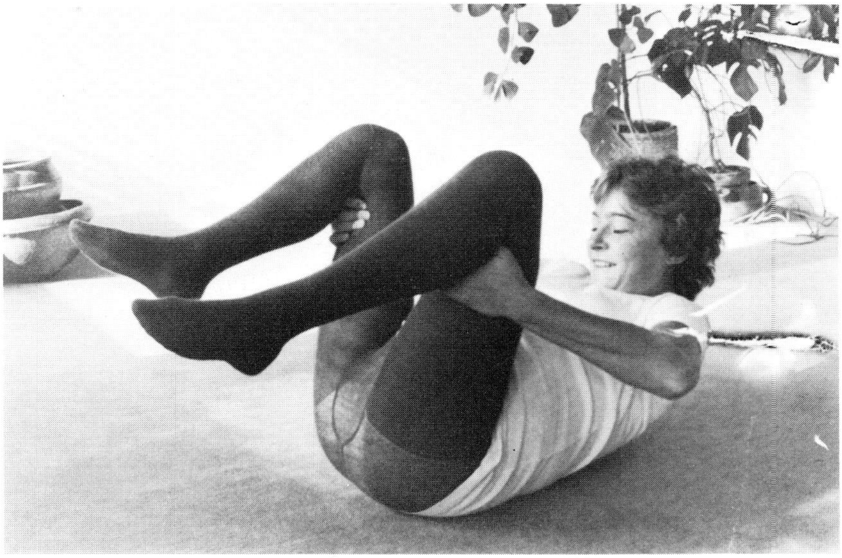

Fig. 19. — *Entraînement aux « poussées ».*

— Sophronisation — Concentration sur l'objet — Remplacement de l'objet par le sujet — ex. de gymnastique prénatale — Sophro-acceptation progressive • de l'accouchement • de la contraction utérine • du travail long — Désophronisation	durée : 25 à 30 minutes posture : décubitus dorsal (couchée sur le dos) puis : décubitus latéral droit enfin : décubitus latéral gauche

On se place en décubitus dorsal, sur un tapis ou une moquette... On place le bassin en essayant d'effacer le creux au niveau lombaire en fléchissant les genoux.

- Sophronisation
- Concentration sur l'objet
- Remplacement de l'objet par le sujet

A chaque exercice, vous prendrez conscience de la tension et de la détente musculaire au cours de la relaxation, vous *visualiserez* votre corps en mouvement, puis vous *récupérerez* les sensations éveillées.

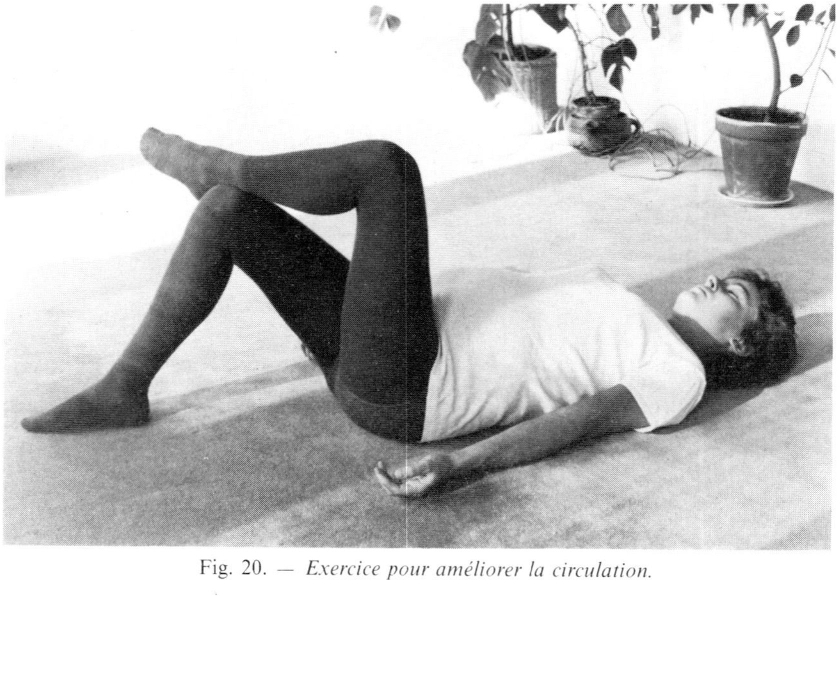

Fig. 20. — *Exercice pour améliorer la circulation.*

Exercices pour améliorer la circulation des membres inférieurs (fig. 20)

« D'abord mettre la pointe des pieds vers le haut puis vers le bas, sans plier les genoux.

Ensuite faire des cercles avec la pointe des pieds d'abord vers l'extérieur puis vers l'intérieur. Pour celles qui ont facilement des crampes, faire l'exercice genoux fléchis, plantes de pieds au sol. Poser le pied droit sur le genou gauche pour faire bouger et tourner le pied, puis placer le pied gauche sur le genou droit...

Récupération (3 à 5 fois).

Déblocage du bassin (fig. 21)

Genoux fléchis — plantes de pieds au sol pour tous les exercices suivants.

D'abord prendre le genou droit avec la main droite, ouvrir la jambe vers l'extérieur, étendre la jambe, la replier, la ramener au centre, reposer au sol.

Faire la même chose avec la main gauche et le genou gauche.

Récupération (3 à 5 fois).

Exercice d'élévation du bassin avec respiration contrôlée : demi-pont (fig. 22). Couchée sur le dos, toujours genoux fléchis.

On inspire, on serre les fessiers et on soulève le bassin et le dos. Les épaules restent au sol. On ne doit pas creuser les reins. Ne pas soulever trop haut.

Expirez en descendant la colonne vertébrale sur le sol très doucement, vertèbre après vertèbre. Le dos bien plaqué au sol.

Récupération (3 à 5 fois).

Exercice des muscles obliques (fig. 23)

Allongée avec les genoux pliés, on porte le bras droit en arrière, le long de la tête et on inspire. On expire en baissant les genoux vers le côté gauche, on inspire en revenant au centre, on change de bras, le gauche en arrière et on expulse l'air en descendant les genoux vers le côté droit. Les pieds restent au sol, ne se soulèvent pas.

Récupération (3 à 5 fois).

Répétez l'exercice.

Entre chaque exercice replongez bien au bord du sommeil.

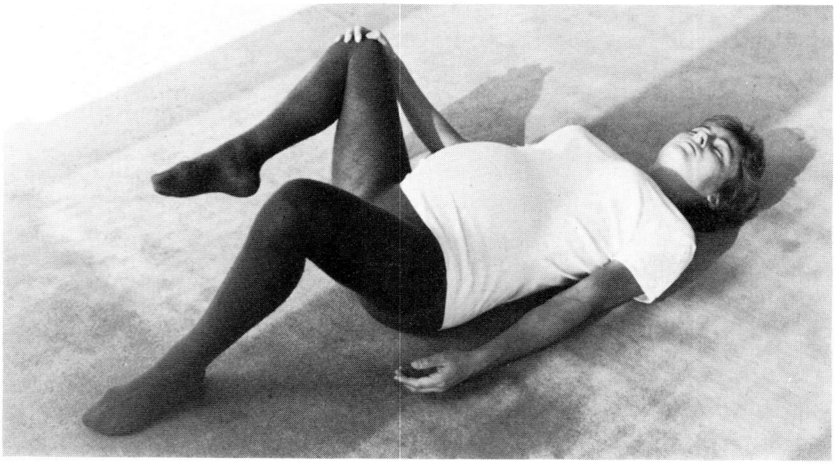

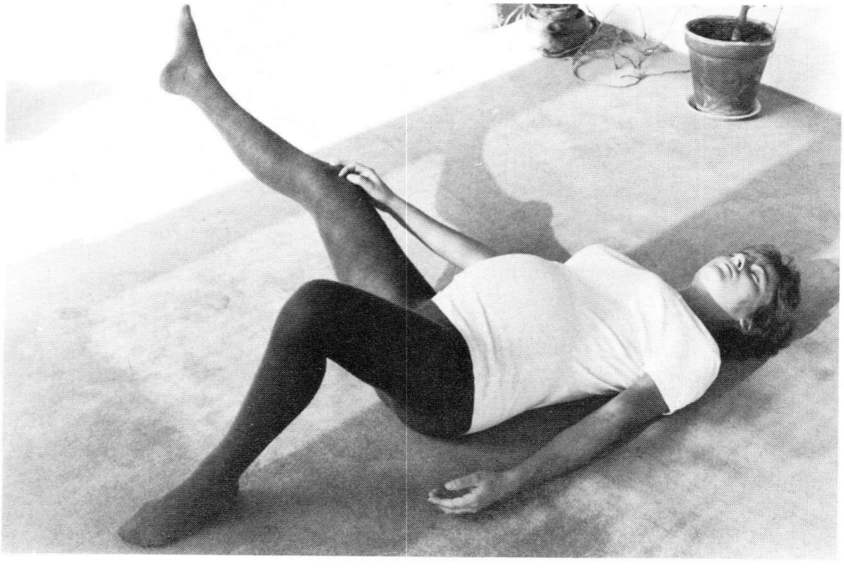

Fig. 21. — *Déblocage du bassin.*

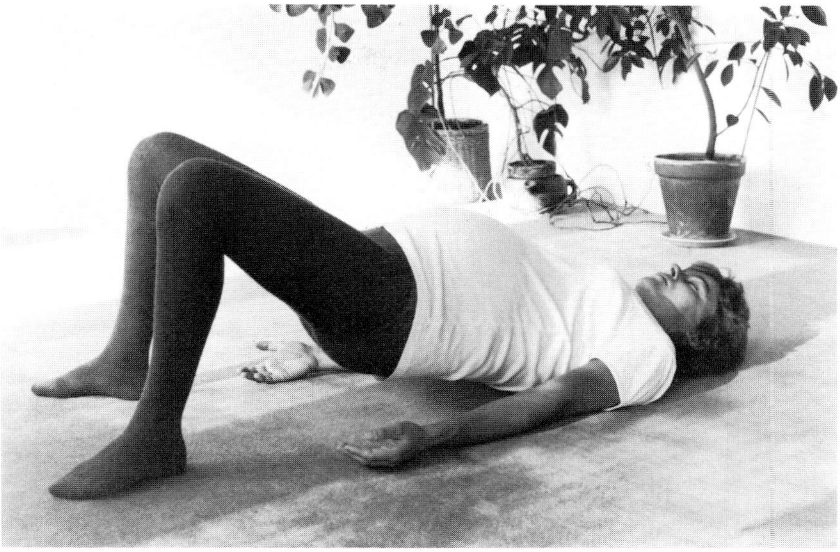

Fig. 22. — *Demi-pont.*

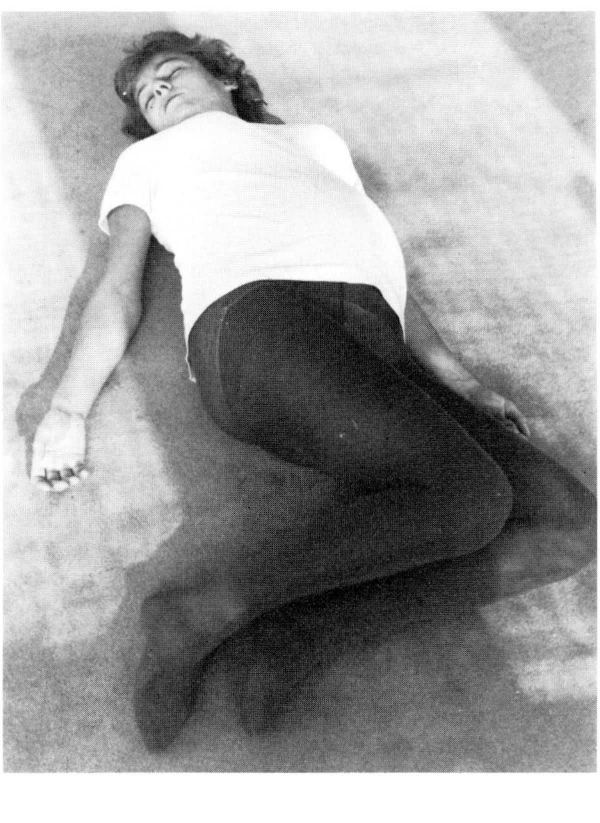

Fig. 23. — *Exercice des muscles obliques.*

Massage de la région lombaire (fig. 24)

L'un après l'autre, fléchissez les genoux sur le ventre. Ecartez les jambes à cause du volume du ventre. Prendre les genoux avec les mains et les ramener souplement vers la poitrine en tirant, les coudes fléchis, tout en expirant lentement.

Relâchez doucement en inspirant et recommencez (5 fois) puis posez les jambes l'une après l'autre.

Exercice du chat (appelé ainsi car il rappelle la position du chat qui fait le dos rond) (fig. 25)

A « quatre pattes », mains au sol, bras tendus, genoux au sol légèrement écartés de la largeur du bassin, la colonne droite en évitant de creuser les reins (c'est la position initiale) on inspire et on expire en arrondissant le dos, la tête rentrée (3 à 5 fois).

En plus vous pouvez en expirant, dos rond, serrer les fessiers et le périnée et observer le relâchement qui suit quand vous êtes dos plat.

Récupération.

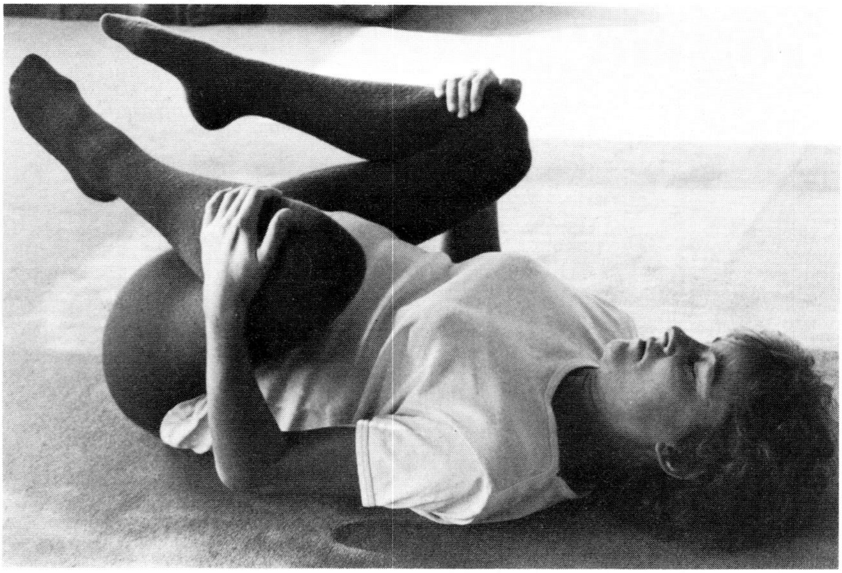

Fig. 24. — *Massage de la région lombaire*

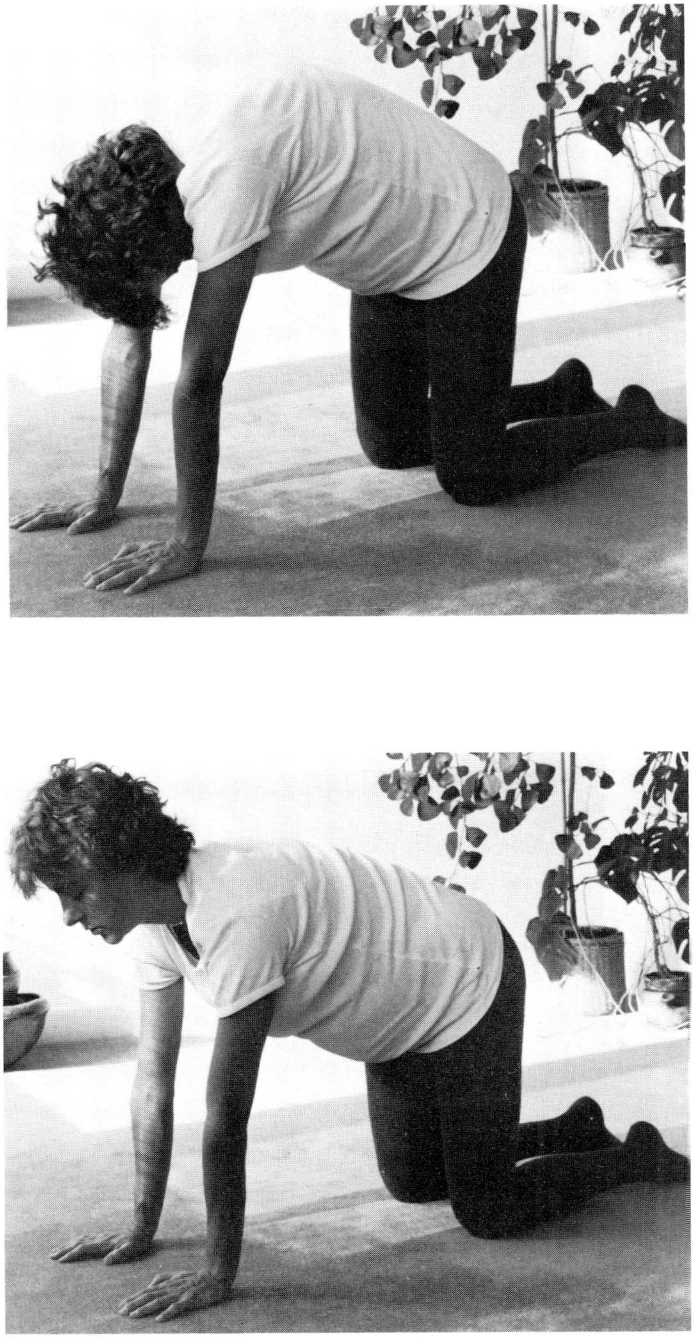

Fig. 25. — *Exercice du chat.*

Exercice en position assise, « en tailleur » (Fig. 26)

Position initiale : tête basse, dos arrondi, épaules détendues, yeux fermés, les mains sur les chevilles, la plante des pieds l'une contre l'autre.

On inspire en levant la tête en rectifiant la colonne (en poussant « le ciel » avec la tête), on garde l'air et on expire en revenant à la position initiale relaxée.

Ces exercices doivent être effectués tous les jours, 3 à 5 fois chacun au « bord du sommeil ».

On peut supprimer certains exercices et entre deux, pratiquer quelques *exercices respiratoires.* Respiration complète. L'inspiration lente en gonflant le ventre et le thorax. L'expiration lente en dégonflant.

La récupération finale se fait d'abord en *décubitus latéral droit* avec bras droit sous la tête, jambe droite allongée et jambe gauche qui se fléchit par devant, (avec une Sophro-Acceptation-Progressive), puis en *décubitus latéral gauche (fig. 27)* (bras gauche sous la tête ou en arrière, jambe gauche allongée et jambe droite qui se fléchit par devant) ».

VOICI TROIS SOPHRO-ACCEPTATION PROGRESSIVES DIFFÉRENTES

Sophro-acceptation progressive : comparaison de la contraction à une vague.

« Imaginez que vous êtes allongée, dans cette même position, sur une plage de sable fin ; à quelques mètres de vous, il y a la mer avec les vagues que vous regardez... Les vagues c'est un peu comme les contractions utérines de l'accouchement : au début, elles sont petites, irrégulières puis elles vont devenir amples et régulières. Imaginez des vagues plus hautes et à chaque fois que la vague arrive c'est-à-dire la contraction, vous relâchez encore plus votre corps qui s'enfonce dans le sable... détente de tout le corps pour que la vague-contraction ouvre le col et s'en aille.

Récupération.

Imaginez encore... Les vagues deviennent encore plus amples. Votre souffle s'adapte et se ralentit ou s'accélère, suivant votre tempérament, vous aidant à supporter les contractions plus fortes.

Quand les contractions seront très rapprochées et encore plus fortes, si vous le désirez, vous pourrez redresser votre corps en

Fig. 26. — *Exercice en position assise.*

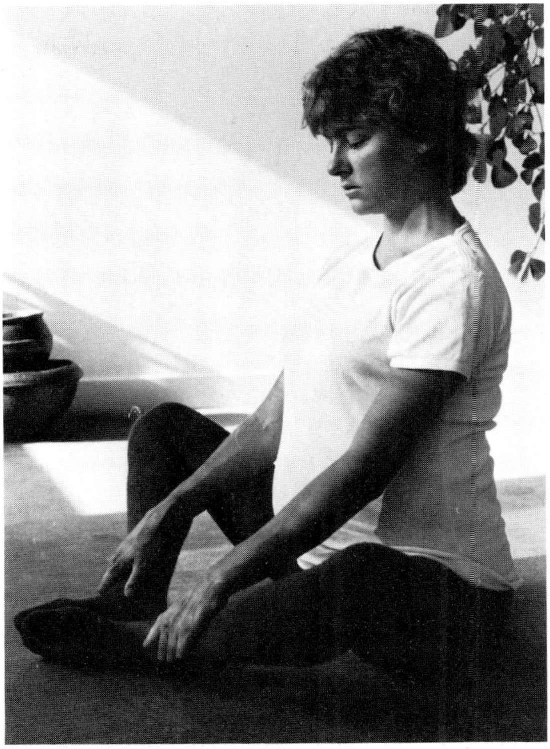

Fig. 27. — *Décubitus latéral gauche.*

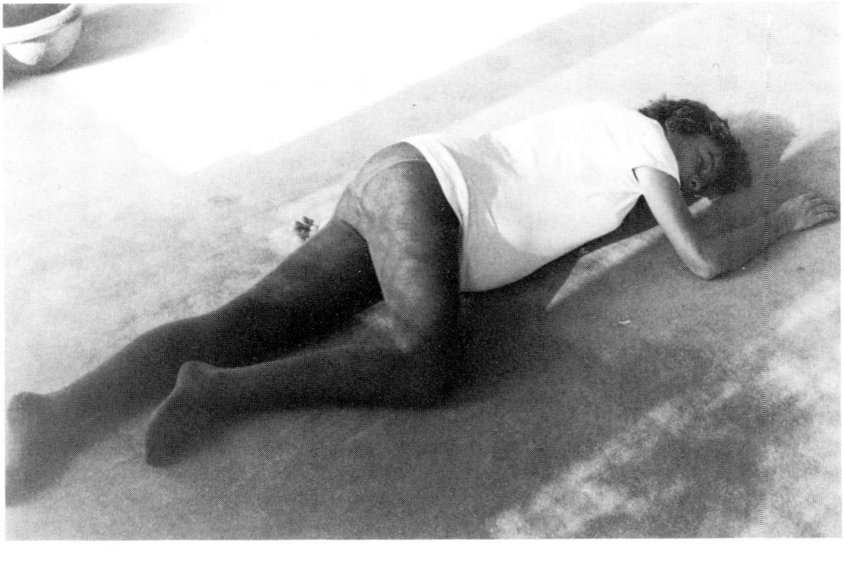

l'asseyant ; dans cette posture assise, votre colonne sera droite, votre corps aura plus de force, plus d'énergie, votre conscience sera plus présente... vous serez plus prête, plus solide lorsqu'arrivera une contraction forte.

La contraction envahit l'utérus, elle n'envahit pas tout le corps, elle reste localisée en bas...

Sophro-acceptation progressive d'un travail long

Imaginez et laissez-vous aller à votre rêverie : vous êtes à la maternité, dans une chambre, vos objets familiers sont autour de vous... Les contractions sont régulières, de bonne intensité.

La sage-femme entre pour vous examiner : vous vous installez sur le dos, en écartant les jambes pour que le toucher vaginal soit facile...

Vous savez qu'en principe le col s'ouvre à peu près d'un centimètre chaque heure si les contractions sont bien rythmées (par exemple : toute les 4′-5′et que chaque contraction dure 40″-50″)... mais la sage-femme vous annonce que la dilatation est la même qu'il y a une heure. Ne vous découragez pas... Cela arrive que le col stagne, pendant 1 heure ou 2, à la même dilatation.

Si l'accouchement est un peu plus long, vous pourrez apprécier davantage le repos entre chaque contraction.

Quelle importance si le bébé naît à 14 ou 17 heures ? L'essentiel est de ménager vos forces, de vous détendre au bord du sommeil, d'aider le souffle à couler librement dans votre corps. Ainsi vous aiderez votre bébé, l'utérus et vous-même.

Pour que le bébé appuie bien sa tête sur le col, asseyez-vous et pour renforcer la contraction qui provoquera l'ouverture du col : adoptez l'expiration active en creusant le ventre, ce qui va masser l'utérus, ainsi il se contractera avec plus d'efficacité.

Sophro-acceptation progressive de l'utilité de la contraction

Imaginez que le moment de l'accouchement est arrivé... vous êtes installée sur un lit dans la salle de naissance, dans cette même position ou dans une position différente, que vous aurez choisie, et vous êtes en train de vous relaxer comme en ce moment. A chaque fois que votre utérus se contracte, les fibres musculaires du corps de l'utérus, tirent sur les fibres *du col pour l'ouvrir.* La contraction pousse vers le petit bassin votre bébé en *facilitant sa rotation.*

La contraction est utile et vous dites « voilà une bonne et forte contraction qui va bien ouvrir mon col » et dès qu'elle est passée cela vous rapproche de la venue de votre bébé... et surtout vous appréciez le repos qui suit, l'utérus bien souple après la contraction... tout est calme dans votre corps... pas de tension, pas de fatique inutile. Vous serez en pleine forme pour l'expulsion.

Concentrez-vous sur l'utérus ; vous aidez la contraction à monter à une intensité suffisante pour ouvrir le col, pas de lutte, quand on se relaxe tous les muscles sont mous, souples comme le col que vous essayez de sentir au fond du vagin et que vous essayez de détendre encore davantage.

Si vous avez rompu la poche des eaux, imaginez votre bébé qui est massé par l'utérus à chaque fois que celui-ci se contracte... ce massage est certainement bénéfique. Ça peut être un massage léger comme une caresse... ça peut être un massage fort stimulant pour sa naissance... »

Cinquième séance

(elle est destinée aux couples et particulièrement aux pères)

THÉORIE - DIALOGUE

Il est bon de présenter aux pères un film montrant non seulement la phase finale d'expulsion, mais aussi toutes les heures de travail (heures de dilatation).

Nous présentons deux films, dont un qui montre une parturiente en posture du 3e degré pendant tout son accouchement. Ces films constituent une base qui facilite le dialogue.

A propos de la présence du « père » :

Beaucoup de femmes ont peur à la pensée qu'on pourrait renvoyer leur mari : elles se retrouveraient seules le jour de l'accouchement.

La présence du conjoint est un des facteurs de réussite lors de la naissance de l'enfant, qu'on retrouve chez la plupart des jeunes femmes.

— « si j'avais pu emmener mon lit, mon armoire et ma commode en salle de travail, je n'aurais pas été dépaysée et j'aurais eu moins peur... heureusement que mon mari était là... présence familière... ».
— « je ne voulais pas qu'il me touche... je repoussais son contact... j'avais une sorte de répulsion pour mon mari... mais dès que je croyais qu'il allait sortir, je lui interdisais... »
— « je savais que je pouvais compter sur lui, quoi qu'il arrive... »

Les maris qui viennent ont souvent déjà bénéficié de la relaxation obtenue par leur femme.

Cependant, leur angoisse est sous-jacente car l'accouchement et la naissance mobilisent en eux des émotions qu'ils ne peuvent résoudre par l'initiative et l'action directe.

Ils peuvent cependant aider leur femme et vivre avec elle la naissance de leur enfant.

Nous leur disons que, s'ils le souhaitent, ils pourront entrer dans la salle de naissance (en respectant les règles d'hygiène par le port d'une blouse et d'un calot). Nous précisons également que ceux qui ne pourraient supporter la chaleur, obligatoire en salle de naissance pour le bébé, ne devront pas hésiter à sortir.

De quelle façon la présence du mari pourra-t-elle devenir une aide au cours des diverses phases de l'accouchement ?

En participant à la phase de distraction du début de l'accouchement :

- *à la maison* (en début de travail quand les contractions sont espacées, irrégulières)
  - — aider sa femme à prendre une douche, à se laver les cheveux
  - — ne pas s'énerver et vouloir la conduire trop tôt à la maternité ; elle a appris aux séances le « bon moment » pour partir.
- *à la maternité*
  - — continuation des jeux, de la distraction.

En l'encourageant par des paroles adaptées au caractère de la femme. Certaines femmes n'aiment pas trop d'interventions. Au bout de quelques heures, il est normal de voir une certaine fatigue des conjoints. Cependant, il est souhaitable de continuer jusqu'à la fin de l'accouchement cet encouragement par des paroles positives. « C'est bien, continue, respire bien... parfait... relaxe-toi maintenant... repose-toi quand il n'y a plus de contractions... très bien... tu es courageuse... il ne doit plus y en avoir pour très longtemps, courage... ».

En l'aidant à se relaxer. Il est très facile de constater quand quelqu'un n'est pas relaxé : son visage est tendu, sa bouche serrée, ses mains crispées au drap...

Dans ce cas, le mari peut intervenir en disant à sa femme :

« détends bien ton front, essaie de desserrer les machoires... ça ira mieux... » en citant doucement comme le sophrologue le ferait, les parties du corps à relaxer.

En respirant avec elle. Montrer lors de cette séance les différentes respirations pour qu'il ne soit pas surpris le jour J et qu'il puisse l'aider à régler les ventilations.

Il pourra pratiquer *un massage* du bas du dos, si sa femme lui demande (au cas où la douleur aurait un retentissement dorsal).

Les caresses, les gentillesses ne sont pas à dédaigner : « on se sent aimée, on est plus forte, plus courageuse pour affronter la douleur et pour aider à bien faire naître le bébé ».

On montre comment pratiquer ces massages sous forme d'effleurements sur l'abdomen et plus énergiquement, avec la paume de la main ou le poing fermé dans le bas de la colonne vertébrale, au niveau des articulations sacro-iliaques.

En regardant le monitoring pour prévenir de la montée de la contraction qui s'enregistre sur la feuille, dans la plupart des cas, avant que la femme la ressente (ce qui lui donne quelques secondes pour se préparer à la recevoir...) et prévenir que la contraction va redescendre.

> « A chaque fois que mon mari me disait « elle arrive » (la contraction), « elle monte » je redressais la colonne vertébrale, je poussais le ciel avec la tête et je la sentais venir dans mon corps qui avait eu le temps d'être prêt à la recevoir — elle était moins douloureuse (par rapport à toutes les fois où mon mari ne m'a pas prévenue) et quand j'étais en plein dedans, il me disait la contraction redescend et je pensais : chic ! dans 3 secondes je ne la sentirai plus, elle sera totalement oubliée, envolée... ».

Brumisateur d'eau : puisqu'il fait chaud dans la salle de naissance et que les efforts peuvent entraîner une transpiration, le conjoint rafraîchira le visage et la bouche de sa femme à l'aide d'un brumisateur si elle en ressent le besoin.

En lui soutenant le dos, les épaules au moment de l'expulsion, sans oublier de relâcher l'effort au moment où la femme reprend de l'air, tête en arrière.

En tenant le masque d'oxygène devant le visage de sa femme, en cas de besoin.

Il est certain que le conjoint qui participe soulage le travail de l'équipe médicale.

En même temps, *il vit une expérience profonde de partage avec sa femme : partage dans la procréation et dans l'amour.*

Soins du nouveau-né à la naissance

On a coutume d'expliquer aux pères les premiers soins du nouveau-né puisqu'il y assiste très souvent.

Quelques minutes après la naissance, on glisse *une fine sonde d'aspiration* par la bouche ou la narine du bébé de façon à le débarrasser des mucosités et du liquide amniotique qu'il a dans l'arrière-gorge — ceci afin de faciliter sa respiration. Si l'état de l'enfant le nécessite, on place un masque d'oxygène sur son visage.

On pratique un *examen complet* de l'enfant avec vérification des réflexes pour dépister éventuellement des anomalies.

Le score d'Apgar, qui est établi à une minute, à cinq minutes, à dix minutes de vie de l'enfant, est entre 8 et 10 pour une naissance normale. Ce score teste et cote la coloration, la réactivité, la fréquence cardiaque, le tonus musculaire et les mouvements respiratoires du bébé.

On *instille des gouttes de collyre* dans chaque œil pour désinfecter.

On explique au père, s'il est présent, les soins du cordon avec mise en place du clamp de BAR (pince pour tenir le cordon serré).

Un *bracelet* portant le prénom, le nom du bébé et son numéro d'accouchement est placé à son poignet devant son père.

Le père ne doit pas s'inquiéter si les mains et les pieds du bébé restent légèrement violacés.

Il est fréquent d'observer des déformations de la tête de l'enfant qu'on appelle : « bosse séro-sanguine », dues au passage dans la filière pelvienne ; la famille ne doit pas s'inquiéter car elles disparaissent spontanément au bout de quelques jours.

Exceptionnellement, on peut voir un épanchement de sang sous la peau nommé « céphalématome » qui se résorbe également.

On est surpris de voir le nombre de pères qui assistent à cette séance, car la plupart avouent qu'ils sont un peu inquiets d'assister à l'accouchement.

Ils viennent généralement pour être informés :

« J'ai un peu peur de ne pas savoir quoi faire... »

et pour faire plaisir à leur femme :

« Je n'avais pas envie de venir à cette séance, ma femme m'a un peu forcé... »

« D'instinct, je pense que j'aurais trouvé comment aider ma femme — ne serait-ce qu'être là en lui tenant la main... ce qui me semble être la moindre des choses... ».

Certains sont davantage motivés :

« J'ai déplacé un rendez-vous pour venir, pour savoir comment aider ma femme... ».
« J'ai déjà écouté plusieurs cassettes de sophrologie avec ma femme... ».
« Je ne veux manquer à aucun prix l'accouchement... ».

A la question, vous sentez-vous déjà père, un grand nombre répond OUI :

« Je communique déjà avec mon enfant en lui parlant, en posant ma main sur le ventre de ma femme, en le sentant remuer... ».

Après l'accouchement les conjoints racontent leur participation

« J'ai massé vigoureusement la région lombaire de ma femme, à chaque contraction, pendant plusieurs heures, si bien que le lendemain j'étais aussi fatigué qu'elle... »
« J'ai respiré pendant l'accouchement avec ma femme... j'en avais mal à la gorge... je ne regrette pas... à la fin j'ai autant poussé qu'elle et j'ai l'impression d'avoir accouché moi aussi... ».
« Pendant les dernières heures, ma femme avait du mal à se relaxer, elle plissait son front, grimaçait... alors, j'ai cité chaque partie de son corps en lui disant de la relaxer et ça l'a bien aidée... ».

Importance du père

Il y a quelques années, alors que j'étais sage-femme « de garde » en salle de naissance, je fus amenée à guider une femme dans ses efforts expulsifs ; bien que ma voix se fît encourageante et stimulante, les poussées de la jeune mère étaient inefficaces. Elle poussait, poussait, mais son bébé ne descendait pas... vingt minutes s'écoulèrent... puis en une poussée forte, efficace, elle parvint à faire naître un beau bébé.

Après l'accouchement, je revins l'interroger pour savoir ce qui s'était passé. « Vous n'aviez pas l'air de comprendre, d'enregistrer ce que je vous disais et d'un seul coup vous avez bien poussé... ». Elle me répondit « Je ne vous entendais pas bien, je voyais que toute l'équipe médicale m'encourageait, mais je n'étais plus en communication avec vous... Je crois même que j'ai perdu conscience... J'essayais de pousser, je n'y arrivais pas... et tout-à-coup, dans un brouhaha, j'ai entendu à mon oreille, une petite voix, celle de mon mari, qui m'a dit « allez, pousse chérie, pousse », et c'est ça qui a été le déclic ! ».

Personne parmi l'équipe n'avait, à ce moment précis, prêté attention au mari et surtout personne ne l'avait entendu parler !...

Une autre fois, je demande à une jeune accouchée ce qui l'a le plus aidée (peut-être qu'inconsciemment j'espérais lui entendre dire que c'était la présence de la sage-femme) « mon mari » me répond-elle. Je fus stupéfaite car son mari était resté assis, la mine sombre, un livre à la main, pratiquement sans regarder son épouse.

C'est à partir de ce jour que j'ai commencé à comprendre que « l'activité » des pères n'était pas forcément le facteur encourageant, mais que simplement leur présence était réconfortante.

PRATIQUE SOPHROLOGIQUE DE LA CINQUIÈME SÉANCE

— Sophronisation	durée : 20 minutes
— Posture du 3e degré	posture : assise
— Désophronisation	

« Sophronisation simple, confortablement installée sur une chaise...

Au bord du sommeil...
Concentration sur un objet naturel... (1 minute).
Imaginez la posture du 3e degré (fig. 28).
Installez-vous dans la posture...

Commencez par vous asseoir au bord de la chaise, le dos droit, vertical, vous n'effacez pas le creux lombaire qui est plus marqué pendant la grossesse... vous poussez légèrement le ciel avec la tête... avec ce dos bien redressé, vous aurez plus de vigueur, plus de clarté d'esprit...

Les yeux s'entr'ouvent légèrement, le regard posé sur le sol à un mètre devant soi...

Les mains posées sur le bas ventre entre le nombril et le pubis, la poitrine dégagée vers l'avant, les épaules détendues... les genoux écartés pour ouvrir le bassin...

Sentez bien votre bassin osseux et les muscles, en particulier l'utérus, le releveur de l'anus, le périnée... Desserrez les fesses, ouvrez le bas du corps... Prenez conscience du tonus au niveau de la colonne vertébrale ; notez aussi le tonus de votre conscience qui est très vigilante...

Cette posture du 3e degré, qui nous vient du Zen, est à la fois activité, énergie, vigilance dans un abandon total, une détente complète, une force sereine...

Sentez la puissance de votre dos vertical, de tout votre corps solide comme un roc...

Peu à peu en respirant dans le bas ventre, vous allez mobiliser l'énergie vitale... expirez en pressant le bas ventre, en le creusant... et laissez l'inspiration se faire toute seule passivement en relâchant le ventre... l'expiration est lente, longue, active... l'inspiration est courte, passive...

Plus vous respirez, plus vous sentez ce que signifie l'énergie vitale... cette énergie emplit votre corps... vous vous sentez forte... avec une grande maîtrise...

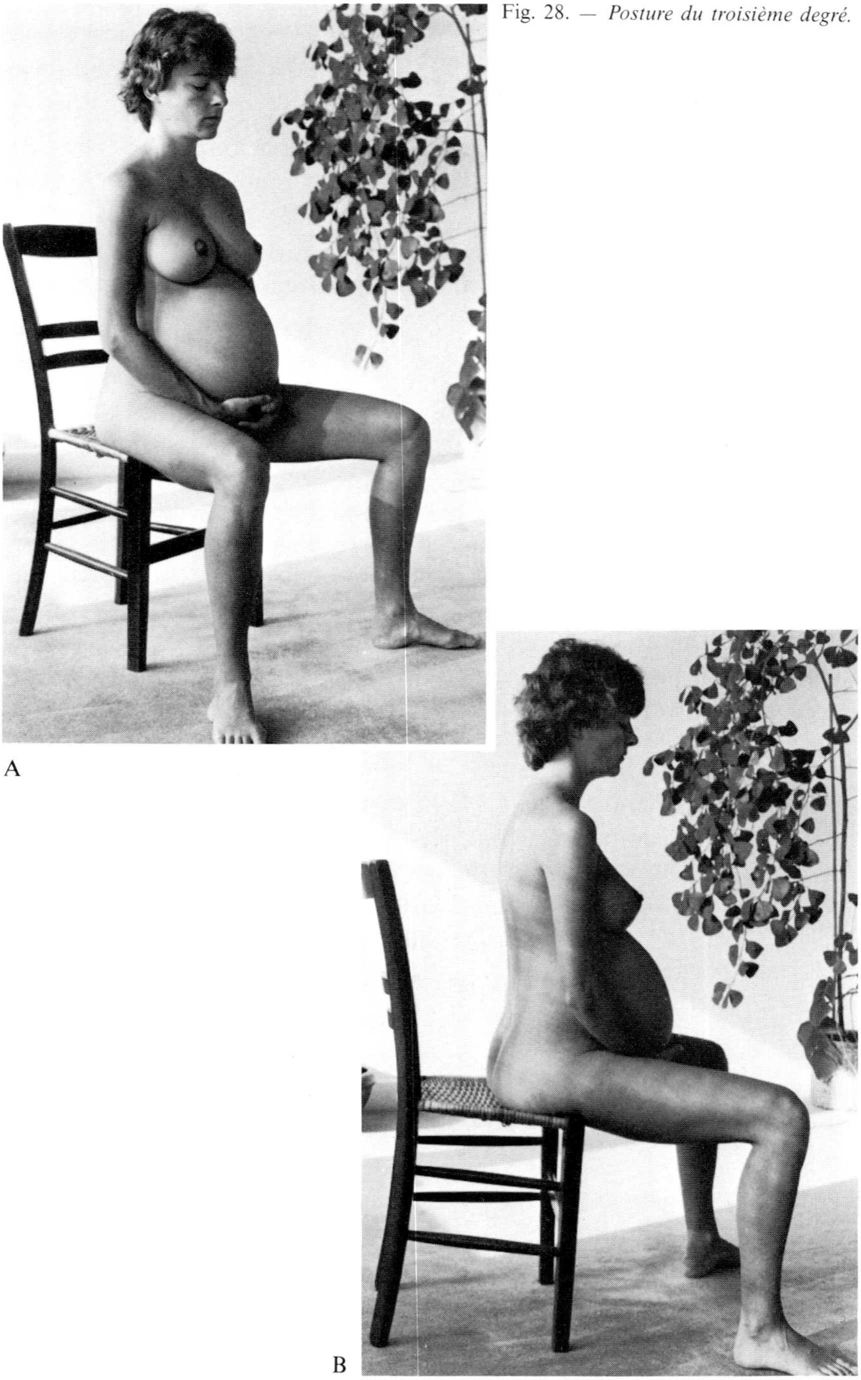

Fig. 28. — *Posture du troisième degré.*

A

B

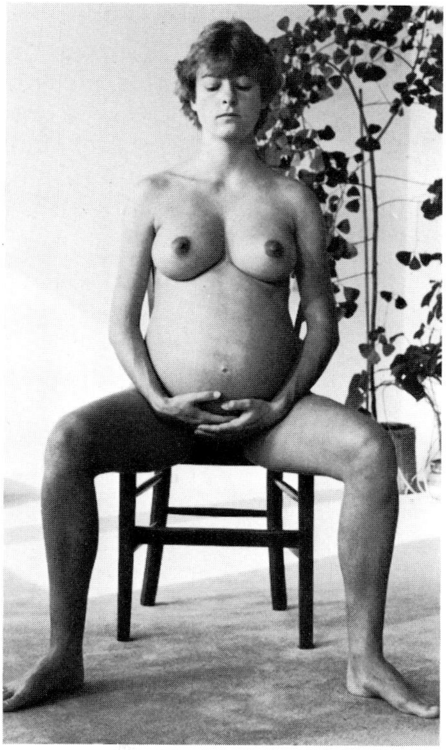

C

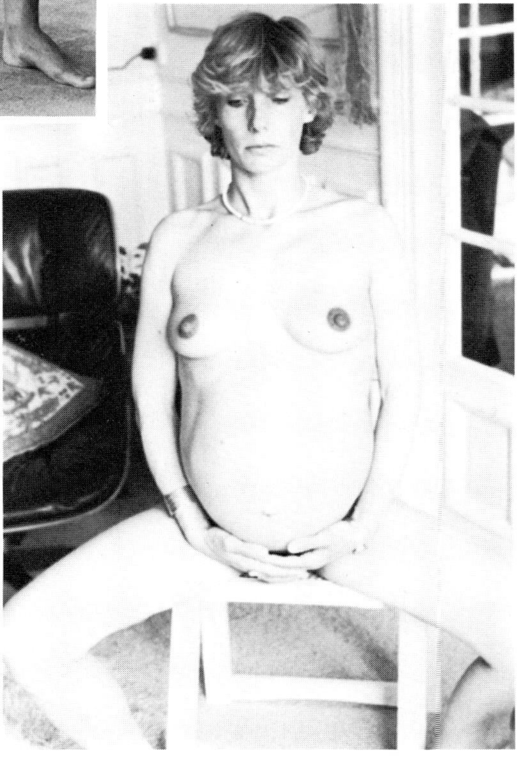

D

A présent on va imaginer le jour de votre accouchement...

Pendant les premières heures du travail, vous vous êtes détendue et les contractions, comme des vagues plus ou moins fortes, plus ou moins longues (30 secondes ou 50 secondes jamais plus d'une minute et 30 secondes), se succédaient dans votre corps... maintenant, dans la dernière heure de l'accouchement, les contractions utérines vont arriver en vagues plus fortes mais vous êtes prête à les recevoir.

Imaginez : votre corps, votre conscience, solides, dans cette posture... vous allez bien recevoir cette contraction-énergie... elle va bien circuler, bien agir pour ouvrir votre col... et puis elle va passer... après ce sera le calme fantastique, comme le calme qui suit la tempête.

Récupérez en fermant les yeux et en arrondissant le dos, relâchez bien le corps après la contraction.

La Nature a fait un temps de repos après chaque contraction, appréciez-le. Reprenez des forces pour être en forme pour la contraction qui va suivre...

Sachez apprécier ces quelques secondes ou minutes de repos comme si c'était une éternité... Plongez-vous dans le calme, la paix de votre corps... laissez aller votre corps physique, laissez-le s'abandonner... laissez la respiration couler librement... ne vous souciez pas des bruits autour de vous... concentrez-vous sur ce rythme respiratoire, sans effort, laissez-vous bercer par ce va et vient qui vous amène encore plus de calme, plus de paix, d'harmonie, de détente profonde.

Une autre contraction va venir rapidement... mais vous êtes prête à la recevoir... vous redressez la posture, en « poussant le ciel avec la tête »... concentration sur la posture et la respiration. Votre colonne vertébrale s'étire un peu comme le tronc d'un arbre et vos membres se reposent...

Une autre contraction arrive... vous maintenez la posture... colonne droite... vous vous sentez solide et forte... vous respirez lentement...

Desserrez les fesses, ouvrez le bas de votre corps... sentez le col s'ouvrir, votre enfant descendre de plus en plus... ainsi le travail se fera facilement, souplement...

Imaginez cette contraction et faites huit à dix respirations complètes. Quand vous êtes à la quatrième ou cinquième respiration, vous savez que la moitié de la contraction est passée, cela vous donne un repère... encore quatre ou cinq respirations et la contraction sera terminée... une autre viendra... mais je sais que je me rapproche à chaque fois un peu plus de la naissance de mon bébé.

Récupération.

Reprenez le troisième degré.

Dans le troisième degré, je suis cette énergie calme et la contraction aussi est une énergie qui va m'envahir, les deux énergies lutteront : d'une part mon corps — ma conscience et d'autre part la contraction utérine... mais finalement je *sais* que la contraction finira, cette *anticipation* de la fin c'est ce qui permet d'avoir la *supériorité*... je ne cède pas même si c'est difficile... je sais que je *gagnerai* — cela fait partie de la nature, ce *repos* après la tension — et c'est une *victoire* car à chaque fois cela me rapproche de la venue de mon bébé...

Récupérez... (1 minute).

Reprenez la posture.

Imaginez une contraction utérine... respirez comme vous le désirez soit en vous entraînant avec « l'expiration active », soit avec des respirations « complètes ».

Concentrez vos forces sur un point unique :

— soit votre bébé que vous aidez à naître,
— soit votre col qui s'ouvre,
— soit votre posture « poussez le ciel avec la tête »,
— soit votre respiration « vous n'êtes plus que le souffle »,

et l'énergie sereine va jaillir et la vie va se manifester...

Récupération.

Souvenez-vous des paroles de Swami Sivananda, un sage hindou :
« une once de pratique vaut mieux qu'une tonne de théories ».

Entraînez-vous chaque jour à la posture et la concentration se développera... vous saisirez ce que signifie la méditation... « au bord de la vigilance »...

Grâce à votre entraînement, il vous est possible d'avoir une représentation positive du jour de votre accouchement...

Voyez-vous en travail avec une posture juste... une respiration juste... plus vous imaginez positivement la naissance de votre enfant (tout en gardant un réalisme objectif car vous pourrez peut-être avoir besoin de l'équipe obstétricale pour un forceps ou une césarienne...) et plus vous renforcez la confiance en vous-même, plus vous stimulez votre volonté. Votre psychisme deviendra alors puissant, dynamique. Ainsi vous supporterez mieux les événements.

Quand vous aurez bien activé toutes vos structures positives, en particulier : la confiance, la sûreté en vous-même, la capacité d'espoir, vous respirerez et vous vous désophroniserez, comme d'habitude, en prenant votre temps... ».

Sixième séance

THÉORIE

ALLAITEMENT (Fig. 29)

Chaque femme doit choisir elle-même le mode d'allaitement qui lui convient (donc convient à son enfant) sans se laisser influencer par les personnes étrangères.

En effet, si elle allaite, *elle assure un meilleur contact avec son enfant* et procure à celui-ci une alimentation tout à fait appropriée.

Nous avons l'habitude de demander aux femmes, déjà pendant la grossesse le mode d'allaitement qu'elles ont choisi pour leur bébé, pour qu'elles y réfléchissent.

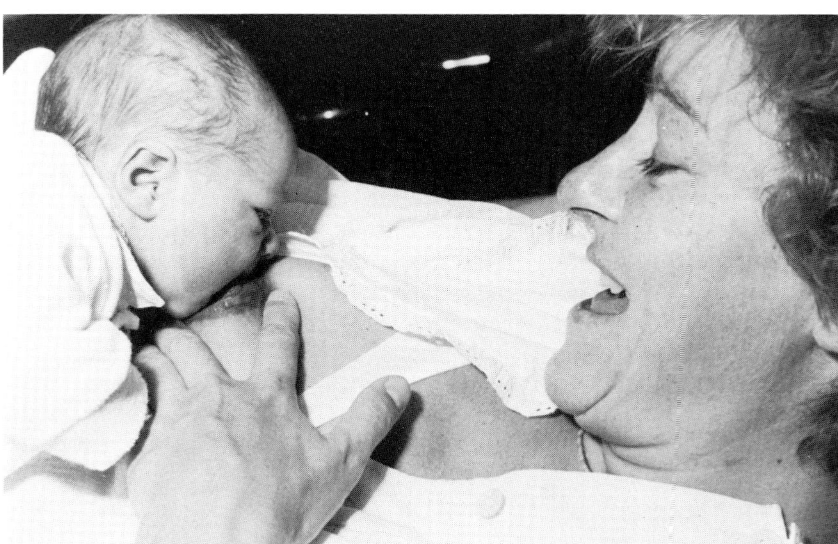

Fig. 29. — *L'allaitement.*

Certaines sont conscientes du fait que le lait maternel est spécifiquement adapté à leur bébé et qu'il lui confère une immunité plus forte grâce aux anticorps. C'est pourquoi les prématurés, même si leur mère n'allaite pas, sont très souvent nourris au lait de femme.

D'autres femmes veulent vivre pleinement leur instinct maternel et éprouver les sensations, parfois agréables, que procure l'allaitement au sein.

D'autres femmes refusent l'allaitement pour des motifs divers :

« Je n'en ai pas envie »,
« Je n'oserai pas allaiter devant " certaines relations " »,
« Je préfère retrouver le plus vite possible mon tour de poitrine normal car je me sens gênée, je ne suis pas très à l'aise avec cette " grosse poitrine " »,
« J'ai peur d'avoir les seins abîmés »,
« Je ne veux pas établir une relation privilégiée avec mon enfant car mon mari pourrait en souffrir ».

Quoi qu'il en soit, une femme qui ne désire pas vraiment allaiter, ne doit pas être influencée sinon l'expérience prouve qu'elle va le plus souvent vers un échec.

Pour les patientes désireuses de donner le sein, il sera conseillé de laver soigneusement avec de l'eau, les deux seins (pas de savon sur les mamelons car il dessèche la peau et peut provoquer des crevasses) et, par un massage léger, de pincer le bout du sein de façon à déclencher le réflexe d'éréthisme pour faire saillir le mamelon). Ce massage peut être pratiqué avec de la lanoline pure qui assouplira la peau. Si le mamelon a tendance à se rétracter vers l'intérieur, vous pouvez une ou deux fois par jour l'étirer vers l'avant entre le pouce et l'index jusqu'à ce que la sensation devienne légèrement désagréable.

Le dernier mois de la grossesse, il est bon d'exprimer le colostrum (matière crémeuse qui précède le lait). Placez votre main ouverte sous le sein et pressez sur toute la glande mammaire du haut vers le bas ; puis appuyez avec le pouce et l'index en serrant le pourtour de l'aréole pour faire sortir quelques gouttes de colostrum (ne pas s'inquiéter si les premières tentatives sont infructueuses).

Ce geste d'expression manuelle vous soulagera si vos seins sont tendus en fin de grossesse et s'ils sont engorgés (trop de lait) après l'accouchement. En évacuant l'excès de lait, on obtient un soulagement appréciable.

La montée laiteuse

Elle peut se faire, à n'importe quel moment, du 2e au 6e jour ; elle est induite par une hormone, la prolactine. Elle doit être stimulée et entretenue par la succion du mamelon. La mise au sein sera faite dès les premières heures de la naissance (fig. 30). A ce moment là le bébé absorbera du colostrum (liquide jaunâtre, dense, visqueux, très nutritif) riche en immunoglobulines qui protège l'enfant contre les infections. Le colostrum, par son effet légèrement laxatif, l'aidera à se débarrasser du méconium qui encombre encore son intestin. Cette secrétion fait place progressivement au lait.

Assez fréquemment, la montée laiteuse est accompagnée d'une faible et passagère élévation de la température.

La femme choisira la meilleure posture pour allaiter son enfant ; soit allongée à côté de son enfant en se penchant au-dessus de lui, soit assise, le dos droit (sans fatigue), l'enfant reposant sur les genoux ainsi elle aura les mains libres pour dégager le sein et soutenir la tête du bébé et non pas tout le poids du bébé, ce qui risquerait d'entraîner des contractions douloureuses dans les bras et le dos.

On retrouve chez les antiquaires des chaises d'allaitement en bois, assez basses et quand on s'y assied, les genoux sont hauts et arrivent presque à la poitrine, l'enfant posé sur les genoux a la bouche à la hauteur du sein de sa mère.

Pour éviter les crevasses, ne pas laisser l'enfant plus de 10 minutes au sein.

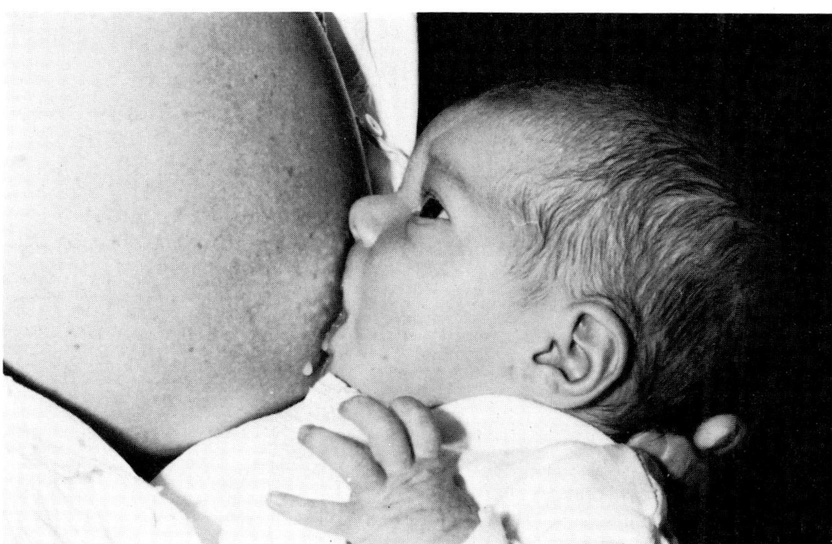

Fig. 30. — *La mise au sein.*

Pour bloquer la lactation

On prescrit du Parlodel qui agit au niveau de l'hypophyse et de l'hypothalamus pour inhiber la secrétion de prolactine, ou bien, on donne des œstrogènes ou androgènes (hormones mâles) ou un mélange des deux ; on recommande de ne pas trop boire et de faire une compression modérée des seins à l'aide d'un bon soutien-gorge.

Il y a deux modes pour allaiter un bébé au sein ou au biberon :

— l'allaitement à la demande,
— l'allaitement à horaire fixe.

Le premier a l'avantage de respecter le sommeil et les besoins de l'enfant. En effet, on sait que l'enfant a un cycle alterné de veille et de sommeil (dont un sommeil profond et un sommeil plus léger) et il est préférable *de le respecter.* Mais l'inconvénient majeur est de perturber la vie familiale qui a déjà ses propres exigences surtout pour les multipares.

L'allaitement à heure fixe ne respecte pas assez les phases physiologiques de la vie de l'enfant qui, pendant la grossesse, a été alimenté de façon continue et non d'une manière rigide.

On conseille aux mamans d'attendre que le bébé pleure ou soit réveillé pour lui donner à boire et de ne jamais redonner de lait au cours des deux heures qui suivent une tétée, car cette période correspond à la digestion.

Après ces deux heures, on peut redonner du lait si le bébé le réclame.

Pour éviter des repas trop espacés dans la journée et réclamés la nuit, on doit, 4 heures après un repas, regarder l'enfant.

Si son sommeil est profond, on ne réussira pas à le réveiller en le bougeant légèrement et il vaudra mieux attendre 30 minutes de plus car le sommeil léger remplace le sommeil profond toutes les 30 minutes.

S'il est dans la phase de sommeil léger, il pourra être réveillé facilement. Ainsi donc les repas les plus espacés de la journée ne dépasseront pas 4 heures 30.

Nous précisons que les deux ennuis les plus fréquents sont : l'engorgement et la crevasse.

*L'engorgement** peut être soulagé par des tétées fréquentes du nouveau-né ou par l'application d'un gant de toilette chaud ou la prise d'une douche chaude, en pressant un peu la glande mammaire de façon à faire sortir l'excès de lait, on tâchera d'éviter l'emploi du tire-lait.

*La crevasse** est une lésion cutanée ; dès que le mamelon commence à être plus rouge, plus irrité que d'ordinaire ou s'il y a douleur, immédiatement on doit laisser le sein au sec, à l'air libre même au soleil. Essayer la lanoline pure ou une pommade à base de vitamines A et E. S'il n'y a pas d'amélioration, il faut laisser le sein au repos complet pendant 6 à 12 heures et pour vider le sein, faire de l'expression manuelle.

Les infections les plus graves telles que lymphangite, galactophorite ou abcès du sein, peuvent être évitées si les conseils précédents sont bien suivis.

Nous avons l'habitude de conseiller à celles qui veulent donner le sein, la lecture d'un livre indispensable si l'on n'a pas d'expérience de l'allaitement (cf. bibliographie).

Il est fréquent d'observer à la sortie de la maternité (ou 1 mois après l'accouchement) des femmes qui se plaignent d'avoir une diminution de la secrétion lactée. Cette baisse est due le plus souvent à la reprise d'une activité importante. Le conseil à leur donner est de mettre l'enfant au sein à chaque fois qu'il réclame (il crie beaucoup car il a faim) même si les tétées reviennent toutes les deux heures ; cette période d'allaitement intensive dure la plupart du temps 24 heures, quelquefois 48 heures ; la succion fréquente du mamelon entraîne automatiquement une augmentation de la quantité de lait, ainsi le bébé espacera de lui-même les tétées.

Si cette règle est bien suivie, la femme ne sera pas obligée d'arrêter l'allaitement ou de passer à l'allaitement mixte (sein + biberon).

Pour celles qui désirent donner le biberon, on essaie de les déculpabiliser (car elles le sont toujours un peu) en leur conseillant de bien tenir le bébé contre elles, de le cajoler tout comme si il était au sein.

Si la femme accepte mal son corps et en particulier ses seins (ici la sophrologie peut l'aider), si elle n'ose pas allaiter en public, si elle n'a pas envie d'avoir les seins gonflés de lait avec un bébé qui tête, qui suce, il vaut mieux qu'elle donne le biberon avec tendresse, amour, joie, plutôt que le sein avec gêne, réticence et dégoût.

PUÉRICULTURE

Il faut prévoir à l'avance les soins du nouveau-né, pour cela il est utile de préparer un panier contenant :

- un flacon de 250 ml de sérum physiologique ou de l'eau bouillie,
- du coton imbibé de sérum physiologique servira aux soins du visage :

- 2 cotons mouillés pour nettoyer les paupières et le bord des cils,
- 2 cotons mouillés pour nettoyer les narines,
- 2 cotons secs pour nettoyer les oreilles.

— de l'éosine aqueuse à 1 %,

— de l'alcool à 60°,

— des compresses stériles,

— du micropore (bande adhésive),

ceci servant aux soins du cordon ombilical, s'il n'est pas tombé : la chute se produisant entre le 4e et le 10e jour. Avec une compresse stérile imbibée d'alcool, on pratique un attouchement sur le cordon, puis avec une compresse imbibée d'éosine, on désinfecte la base du cordon. Puis on place une compresse stérile maintenue par du micropore ou une bande ombilicale.

— du savon de Marseille servant à la toilette de tout le corps et au nettoyage des fesses. Il est important d'apprendre aux jeunes mères à décalotter la verge de leur garçon pour enlever, avec un coton humide, les secrétions du sillon balano-préputial et éviter l'infection.

— du shampoing « spécial bébé », il n'est utile que si l'enfant est chevelu, sinon on emploie pour le lavage de la tête du savon de Marseille.

On peut baigner l'enfant dès sa naissance.

Les femmes enceintes posent toutes les questions qu'elles désirent concernant les soins à donner, les couches... etc...

La stérilisation des biberons se fera, selon la préférence, soit à chaud par une ébullition pendant 30 minutes ou à froid grâce à une solution ou un comprimé effervescent qu'on trouve à la pharmacie.

Ne pas employer des produits assouplissants pour le linge du bébé, lavé à la main ou dans la machine à laver car l'enfant pourrait y être allergique. Utiliser simplement de la poudre de savon de Marseille.

On remarque que certaines primipares n'ont pas très confiance en elles ; elles ne se sentent pas suffisamment compétentes et ont peur de faire mal à l'enfant, de lui porter préjudice.

Il est important de les rassurer sur ce point

Elles pensent que grâce à ces règles de puériculture, d'hygiène, elles seront « bonnes » pour l'enfant.

L'idéal est d'être calme et de se laisser guider par son instinct maternel.

PRATIQUE SOPHROLOGIQUE DE LA SIXIÈME SÉANCE

— Sophronisation	
— Posture du 3e degré	durée : 20 minutes
— Sophro-Acceptation Progressive des contractions utérines	posture : assise
— Exercices de visualisation de l'enfant	
— Désophronisation	

La pratique de la sixième séance reprend l'entraînement à la posture du 3e degré, comme la séance n° 5, mais en alternant les exercices de sophro-acceptation progressive des contractions utérines, les exercices de visualisation de l'enfant, ainsi que la lecture d'un poème en prose destiné à éveiller l'amour maternel.

Visualisations de l'enfant. — « Imaginez que vous le tenez dans vos bras... il pleure... vous le consolez par du lait, des gestes, des bercements, des caresses, des chansons que vous fredonnez... ».

« Entièrement dépendant de vous, votre bébé vous prend beaucoup de temps : vous lui donnez à boire, environ toutes les trois heures, vous changez ses couches , vous le lavez... mais dès que ses yeux se tournent vers vous avec innocence, dès que son visage esquisse un sourire, votre fatigue, votre ressentiment quelquefois, sont oubliés et remplacés par l'amour, la joie... ».

« Imaginez la communication qui s'établit entre le père (votre conjoint) et son enfant... les sourires mutuels... comment son père le porte, lui parle, joue avec lui en sachant que le *toucher* (contact, caresses...) et la *parole* créent des stimulations indispensables à son éveil psycho-moteur ».

« Essayez de vous projeter dans l'avenir en voyant les réactions de votre famille, de vos amis autour du berceau de votre fille ou de votre fils ».

« Vous lui donnez son bain, votre enfant a déjà quelques mois, il apprécie, il éclabousse... il joue... ».

Tableau schém

Effacement et dilatation du col	**Col court perméable à 1 ou 2 doigts**	**Col effacé dilaté à 3 cm**
Heures	Plusieurs heures	Une heure = 1 cm d'ouverture supplémentaire
Posture	Debout ou assise ou allongée	Debout ou assise (3e degré) ou allongée
Respiration	Normale ou complète	Expiration active ou complète
Sophronisation Niveau de conscience	Marche ou distraction	Sophronisation bord du sommeil ou vigilance
Attitude d'esprit	Garder le moral Activer le positif	Calme tranquillité Visualiser le col qui s'ouvre

* Cette phase de l'accouchement peut être inexistante.

l'accouchement

ffacé à 5 cm naissance	**Envies violentes* de pousser**	**Dilatation complète 10 cm + descente de la tête fœtale**	**Expulsion**
eure 'ouverture entaire	De quelques minutes à ≃30 minutes	Quelques minutes	≃20 minutes
egré ongée	Allongée ou assise	Allongée ou assise	Position d'expulsion (gynécologique) ou accroupie
on active ète ante	Souffler en relachant le ventre	Souffler en relachant le ventre	Pousser à fond en contractant le ventre
isation dant ut entre actions	Vigilance	Vigilance	Énergie
tration souffle bébé	Endurance ne pas paniquer ne pas s'angoisser	Vigilance	Énergie

Septième séance

THÉORIE

RÉCAPITULATION POUR LE JOUR DE L'ACCOUCHEMENT

On informe les femmes qu'elles doivent préparer une valise pour le jour de l'accouchement.

Celle-ci contiendra, outre les vêtements de la femme (chemises, nécessaire de toilette... brumisateur d'eau pour se rafraîchir le visage et la bouche pendant le travail... bouillotte à placer sur le ventre ou les reins pour soulager) : une chemisette de préférence en coton, plus agréable pour la peau qui transpire pendant le travail de l'accouchement.

Pour le bébé : une layette complète puisque chaque jour le bébé est changé entièrement.

On groupera dans un sac, posé sur le dessus de la valise, les premiers vêtements de l'enfant :

— une bande ombilicale ;
— deux brassières, une en coton, l'autre en laine ou une brassière en coton et un babygro ;
— un lange.

On prépare :

— le carnet de maternité ;
— les cartes de groupe sanguin ;
— le livret de famille ou une carte d'identité.

Prévoir :

— le moyen de transport (voiture avec conjoint, ambulance, taxi de jour comme de nuit, avec les différents numéros de téléphone) ;
— pour les multipares : penser à la garde des autres enfants (grand-mère, nourrice habituelle, voisine... personnes qu'ils connaissent bien).

*
**

A cette séance, chaque semaine, nous demandons aux accouchées de venir raconter leurs expériences sophrologiques pendant l'accouchement, ce qui donne aux auditrices enceintes un témoignage de la valeur de la méthode.

Il est utile de redire les signes du début de travail et à quel moment se rendre à la maternité (cf. séance n° 3).

En cas de dépassement de terme, on conseille à la femme enceinte de revenir consulter à la maternité le lendemain du jour prévu de l'accouchement ou le surlendemain.

La sage-femme ou le médecin examine la patiente comme lors d'une consultation habituelle en ajoutant quelques examens :

- *mensuration de l'utérus* (avec un mètre souple).
- *palper abdominal* pour vérifier si la tête fœtale est en bas et de quel côté se trouve le dos du bébé à gauche ou à droite.
- *auscultation des bruits du cœur* de l'enfant (peut-être monitorage ou stéthoscope obstétrical) fig. 31.

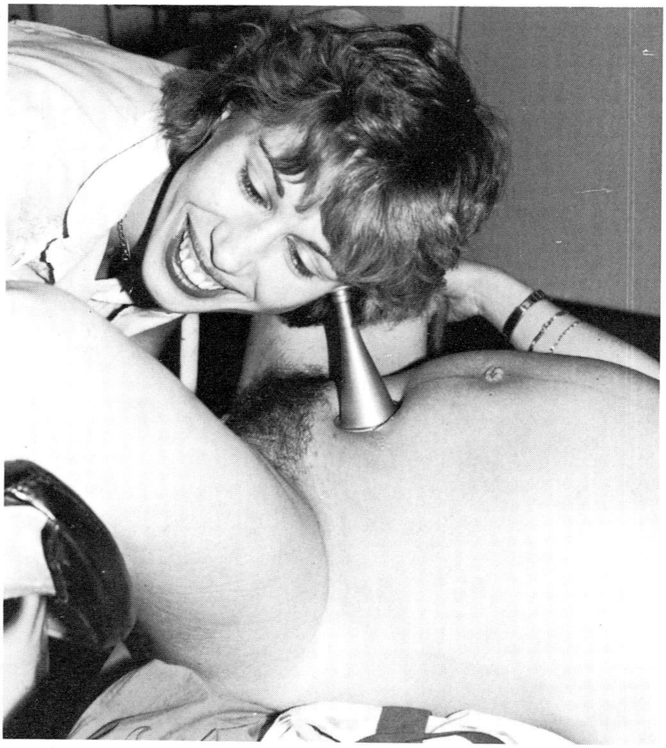

Fig. 31. — *La sage-femme ausculte les bruits du cœur fœtal avec un stéthoscope obstétrical.*

- *toucher vaginal :* pour juger :
  - la *longueur* du col et son *ouverture.*
  - la *présentation* (tête ou siège).
  - le *segment inférieur** (bien formé, mince ou mal formé, épais), c'est la partie basse de l'utérus située entre le corps et le col qui ne s'individualise qu'en fin de grossesse.
  - *le bassin ;* si il y a un doute quant à sa largeur, il est demandé une *radiopelvimétrie** qui va mesurer les diamètres du pelvis, du bassin.
- *amnioscopie* :* examen de la couleur du liquide amniotique, à travers la poche des eaux.
- *monitoring obstétrical**

La sage-femme peut *décoller largement au doigt le pôle inférieur de l'œuf** (fig. 32) (les membranes qui sont accolées à l'utérus) ainsi la poche des eaux pourra s'enfoncer dans la lumière du col et tendra à en écarter les bords pour faciliter sa dilatation au moment des contractions. Ce geste de décollement est indolore et très utile.

Le dosage hormonal d'H.C.S.* (hormone chorionique somatotrophique ou mammotrophique) peut être demandé (prise de sang à la femme).

Il est le témoin du fonctionnement placentaire. Si le taux se révèle inférieur au chiffre normal pour le terme on prescrit un deuxième dosage d'H.C.S. Si le taux chute c'est une indication à interrompre la grossesse soit par un *déclenchement* :* perfusion d'ocytociques et rupture artificielle des membranes pour obtenir des contractions utérines, soit par une *césarienne** en tenant compte de tous les éléments pouvant montrer une souffrance fœtale.

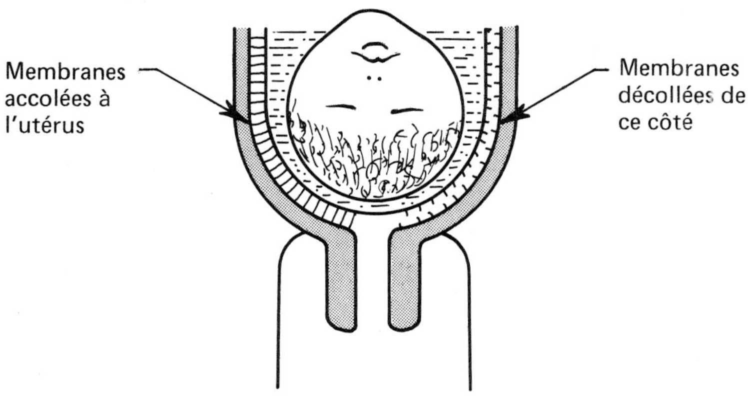

Fig. 32. — *Décollement du pôle inférieur de l'œuf.*

Si l'enfant paraît gros, ou petit, on peut demander une *échographie * :* réflexion des ondes ultrasoniques constituant des « échos » qui sont observés et interprétés. L'échographie renseigne sur le volume de la tête (diamètre bipariétal) et de l'abdomen de l'enfant. L'innocuité de l'échographie tant pour la mère que pour le fœtus favorise son utilisation.

Pendant le travail, les parturientes choisissent les techniques s'adaptant le mieux à leur personnalité.

Elles ont plusieurs moyens pour rompre la monotonie de l'attente tant que les contractions utérines sont encore espacées :

> la marche, la distraction par des jeux de société, la télévision ; on peut se livrer à de menues occupations telles que se doucher ou se laver les cheveux... Il est recommandé de ne faire qu'un repas léger (et sucré)et de favoriser l'évacuation du rectum en mettant un suppositoire (microlax).

Dans cette perspective de l'accouchement, on rappelle la conduite à tenir.

Dès que les contractions utérines se sont rapprochées à un intervalle de 5 minutes pour une primipare, de 10 minutes pour une multipare, ou dès la rupture spontanée des membranes : se rendre à la maternité ou l'on peut pratiquer à *chaque contraction :*

— *une sophronisation,* c'est-à-dire une relaxation physique et mentale, dans un niveau de conscience au bord du sommeil, et après la contraction ;

— *une récupération.*

Pour cela, on choisit *le type de respiration qui convient le mieux :*

— soit conserver le rythme de respiration habituel ;

— soit effectuer plusieurs respirations complètes pendant la contraction.

Si cela paraît nécessaire, on peut avoir recours à « l'expiration active ».

Enfin, lors des toutes dernières contractions, la respiration « soufflante » (bougie) rapide, est souvent recommandée par la sage-femme.

Détailler à nouveau ces différents modes de ventilation (cf. séance n° 2).

Ne pas oublier *les massages* pour soulager, faits par le conjoint (ou à la rigueur par la femme elle-même) sur la région lombaire en cas de douleurs dans le dos.

La sophronisation est pratiquée dans la posture qui convient le mieux.

90 % des parturientes entraînées à notre méthode prennent spontanément la posture assise du 3e degré dans laquelle elles souffrent moins et reprennent de l'énergie pour être en forme à l'expulsion.

La posture du 3e degré peut être prise à partir de 5 cm ou avant si les contractions sont très fortes.

Elles peuvent modifier cette posture du 3e degré à leur gré :

— assise sur les talons, cuisses serrées ou ouvertes ;

— assise au bord du lit, les pieds reposant sur une chaise ;

— accroupie ;

— en « tailleur », jambes croisées ou plantes des pieds l'une contre l'autre ;

— inclinée vers l'avant, vers l'arrière ou latéralement ;

— dos rond, dos droit ou dos creux, etc.

De temps en temps, pour récupérer, elles peuvent s'allonger sur le côté ou le dos...

Cependant, toute liberté est donnée à la parturiente pour choisir la posture qui lui convient le mieux : elle peut la modifier spontanément de façon à atténuer la douleur. De plus, ces modifications de posture favorisent souvent la descente et la rotation de la tête fœtale.

Il y a deux recommandations importantes à leur faire suivant l'évolution plus ou moins rapide de l'accouchement.

- *soit l'accouchement est lent* (le col ne se dilate pas ou très peu).

  Avant d'avoir recours à une médication clinique, on peut renforcer la dynamique utérine par un massage fort des muscles de l'abdomen sur l'utérus en pratiquant « l'expiration active » en position assise.

  Dans le même temps, nous avons coutume de leur demander de *concentrer leur pensée* sur l'objet en question : *le col* de l'utérus.

- *soit l'accouchement est rapide, violent* (spontanément ou par déclenchement).

  Si les contractions utérines sont rapprochées et violentes dès le début, il faut penser que l'issue sera très probablement rapide (environ 3 heures).

  Dans ce cas, il est préférable pour certaines, de s'allonger et de respirer activement (par exemple : « soufflante »).

Au cours des efforts fait pendant l'accouchement, la « concentration de la pensée » recommandée dans la méthode sophrologique, constitue une aide efficace (fig. 33).

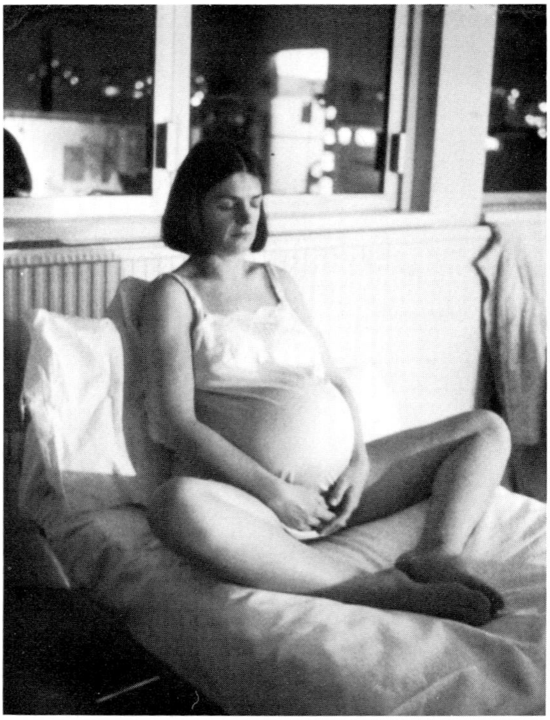

Photo Jean-Olivier Dinand

Fig. 33. — *Concentration pendant l'accouchement.*
Plus rien n'existe a l'extérieur.
Accouchement : communion de la mère et de l'enfant.

La concentration (fig. 33) dirige l'énergie vers un but déterminé : dans l'accouchement ce sera, suivant les préférences, sur le bébé, sur l'ouverture du col, sur la posture, sur la respiration ou sur l'objet.

Cette pensée l'aide à mieux supporter ce travail physique intense. La concentration permet de faire abstraction des bruits extérieurs pouvant entraîner la peur (cris de femmes, instruments métalliques...) et des idées parasites qui peuvent engendrer l'inquiétude.

La femme peut disposer d'une information précise sur l'évolution de la contraction grâce au monitoring. En suivant la courbe d'intensité, elle saisira immédiatement le début de la contraction et pourra s'y préparer comme devant une vague que l'on voit arriver.

Ainsi, cette information permet à la conscience *d'anticiper l'événement et de mieux réagir.*

De la même façon, elle peut voir sur le papier, la pente descendante de la contraction : elle se dira alors que 2 à 3 secondes plus tard, il y aura le relâchement musculaire donc une phase de détente et de repos. Le conjoint pourra être un bon guide en prévenant de la montée et de la descente de la contraction utérine.

PRATIQUE SOPHROLOGIQUE DE LA SEPTIÈME SÉANCE

— Sophronisation		
— Sophro-acceptation progressive de l'accouchement	durée :	30 minutes
— Sophro-acceptation progressive du bébé	posture :	assise 2e degré
— Sophro-acceptation progressive de l'après-accouchement	posture :	3e degré
— Désophronisation		

« Sophronisation simple dans la posture du 2e degré, c'est-à-dire le dos droit sur le dossier de la chaise...

La préparation sophrologique à la maternité que vous êtes en train de pratiquer a pour but d'aider votre enfant avant l'accouchement, pendant l'accouchement et après l'accouchement...

Pour cela vous allez adopter une posture qui, pour la plupart des femmes, est physiologique quand elles sont enceintes.

Imaginez-vous, représentez-vous la posture (qui a été expliquée auparavant)...

Veuillez vous asseoir au bord de la chaise, sans vous appuyer au dossier, en écartant les genoux de façon à bien relaxer la partie interne des cuisses et les organes sexuels, le périnée...

Placez votre colonne droite en gardant le creux, la « cambrure » (fig. 34) que vous avez en bas de la colonne (c'est-à-dire la cinquième vertèbre lombaire est placée vers l'avant — ce qui est naturel chez la femme enceinte).

Etirez légèrement la colonne vers le haut : « poussez le ciel » avec la tête..., « poussez la terre » avec les pieds... (fig. 35).

Le visage est droit, les yeux s'entr'ouvent de façon à ce que le regard se pose sur le sol à environ un mètre, un mètre et demi devant vous. Vous n'êtes plus au bord du sommeil, vous êtes au bord de la vigilance...

Cette posture du troisième degré inspirée du Zen japonais comporte une respiration que vous pourrez employer aussi pendant l'accouchement, pendant le travail... c'est une posture et une respiration...

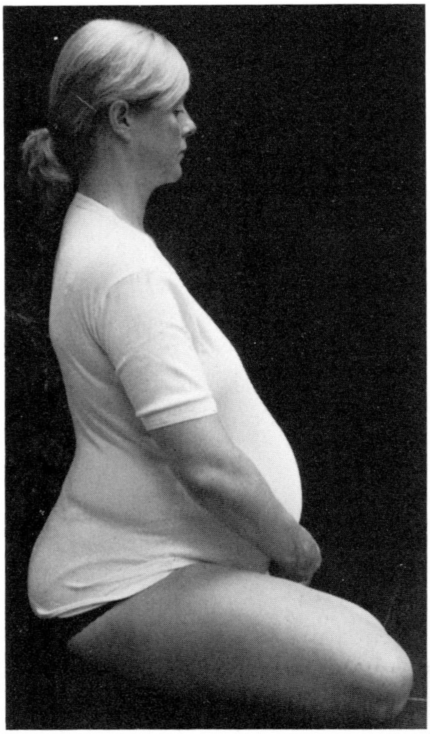

Fig. 34. — *3e degré : assise au sol avec un coussin sous les fessiers.*
Cambrure (lordose = 5e lombaire en avant) *de la posture du 3e degré.*
C'est une cambrure physiologique chez la femme enceinte.

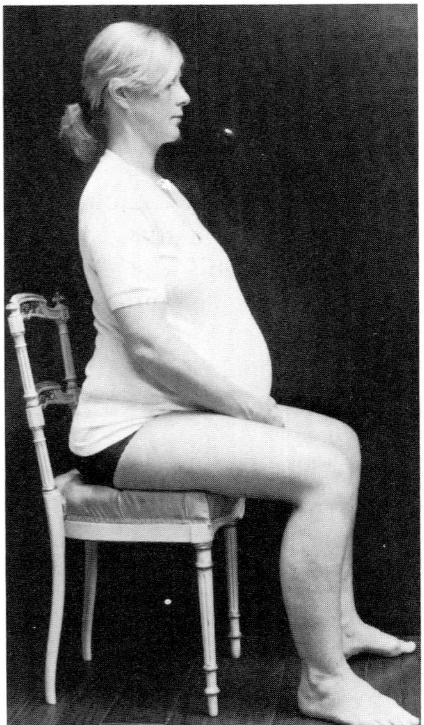

Fig. 35. — *3e degré : sur une chaise.*

Pour votre accouchement, vous aurez trois armes : la première est la distraction...

Plusieurs contractions utérines vont avoir lieu pendant que vous emploierez la distraction... Imaginez : vous êtes chez vous, les contractions sont espacées de dix, quinze minutes, pas encore très régulières... vous pouvez prendre une douche, manger légèrement, faire des mots croisés, marcher, jouer au scrabble, regarder la télévision...

Dès que les contractions augmentent d'intensité, servez-vous de la relaxation que vous connaissez bien maintenant... dans une position confortable pour vous...

Enfin, vous aurez besoin de la respiration...

Distraction, relaxation, respiration vont être vos armes pendant l'accouchement... mais, il ne s'agit pas que d'accoucher, il s'agit d'être mère.

Si vous avez des difficultés dans la posture, vous pouvez tranquillement fermer les yeux, vous appuyer sur le dossier de la chaise (en deuxième degré) et reprendre le troisième degré aussitôt que vous en aurez envie à nouveau. Vous dirigez vous-même votre entraînement...

Pour respirer, on respire d'une façon Zen, c'est ce qu'on appelle « expiration active ».

L'expiration est active, en creusant un peu le bas-ventre, ensuite on relaxe le bas-ventre et l'air rentre passivement...

On peut expirer avec le nez ou avec la bouche... Généralement, on inspire et expire toujours par le nez mais au moment de l'accouchement, on pourra expirer par la bouche à peine entr'ouverte et inspirer par le nez...

On peut se demander « qu'est-ce que la maternité ? ».

Qu'est-ce que cela veut dire « je vais être mère ? »

Ou tout simplement, je peux penser, quand l'air sort, au mot maternité. Synchroniser la respiration avec la parole : maternité...

Il ne s'agit pas de répondre d'une façon intellectuelle, il s'agit simplement de vivre en soi, d'une manière qui nous est propre, ce qu'est la maternité...

Je peux imaginer, par exemple, la première année de mon fils ou de ma fille, me voir avec lui ou avec elle... A la fin de la première année, l'enfant commence à marcher... se déplace à toute vitesse à quatre pattes... je peux déjà me représenter ces scènes... ou bien son premier anniversaire avec le gâteau, la bougie... Maintenant, je ne pense plus à tout cela et j'imagine par exemple le jour où je devrai partir à la maternité...

Qui a prévu de me conduire (mon mari, mon ami...). C'est peut-être le jour ou la nuit... les routes sont peut-être couvertes de neige ou bien il y a des embouteillages... ou c'est la nuit... je regarde le ciel... y a-t-il pleine lune... des étoiles ?... je regarde bien tout cela pour le dire plus tard à mon fils ou à ma fille... je prends mon temps pour me rendre à la maternité... je suis calme... contente que ce jour soit arrivé...

Les deux signes qui me font décider du départ pour la maternité sont soit la rupture de la poche des eaux, soit les contractions utérines rapprochées toutes les cinq minutes pour un premier bébé ou rythmées toutes les dix minutes pour un deuxième bébé.

Maintenant, je ne pense plus à cela et je reviens à ma posture, ma respiration...

Je m'appuie sur la chaise autant de fois que j'en éprouve le besoin. Ce dont il s'agit c'est de s'entraîner dans cette posture chaque jour un peu plus...

Maintenant, j'imagine des scènes de la première année de la vie de mon enfant...

Il y a des moments importants pour le développement de la personnalité, le développement moteur, l'éveil affectif...

L'enfant sourit, s'assied, bat des mains, l'enfant pleure quand je pars cela dépend des moments... je cherche, j'imagine une situation... je me vois moi-même et mon entourage... être mère est une dure besogne pendant les premières années, mais cela vaut la peine. J'aide mon enfant à se développer. J'aide un être humain à trouver son accomplissement.

Maintenant, je reviens au travail de l'accouchement... je suis installée sur un lit, la sage-femme m'a examinée, m'a posé des questions, a lu mon dossier... je choisis par exemple de me relaxer, dans la position qui me convient le mieux, pour que la contraction utérine « passe » le mieux dans mon corps. Il se peut que la sage-femme me dise que le travail n'est pas encore commencé ou qu'on me renvoie chez moi... si le col a commencé son effacement ou sa dilatation, je me réjouis : les contractions ont été efficaces.

Et je reviens aux premières semaines qui vont suivre l'accouchement. Il va y avoir plus de travail que d'habitude avec mon fils ou ma fille. Il faudra que je m'organise... mon enfant m'occupe énormément... dès que ses yeux me fixent, que son visage me sourit, toute ma fatigue s'envole...

Essayez d'avoir des images de toutes ces situations qui vont bientôt être réalité...

A présent, vous vous voyez en salle de naissance, les contractions utérines sont rapprochées, très régulières, plus intenses... vous êtes en posture du 3e degré... vous modifiez cette posture si vous le désirez...

Votre mari peut vous prévenir, en regardant le monitoring, de la montée de la contraction... cela vous permet de vous préparer, de vous redresser vers le haut et de mieux réagir. Vous respirez... pendant une minute ou une minute et 30 secondes, vous répétez les respirations, soit en « expiration active », soit en « complète ». Très bien... votre mari vous prévient que la contraction va finir, cela permet d'anticiper la fin et d'espérer le repos... et on récupère...

Maintenant, on revient au moment qui suit l'accouchement... vous êtes dans votre chambre un jour ou deux après la naissance de votre bébé que vous tenez dans vos bras... essayez de vous voir en train de lui donner le biberon ou le sein... ou bien de voir les amis qui sont venus...

On revient au travail... maintenant, les contractions sont fréquentes, intenses, l'utérus travaille « dur »... Peut-être avez-vous besoin d'une respiration plus efficace.. vous allez faire la respiration soufflante par la bouche comme si vous vouliez faire vaciller la flamme d'une bougie, la respiration peut être plus courte, plus superficielle si vous le désirez...

Faites-le pendant une minute et trente secondes, comme si vous souffliez dans une paille, la bouche à peine entr'ouverte, la pensée sur le col qui s'ouvre ou sur le bébé qui descend... si la contraction augmente en intensité, vous allez plus vite... sans vous occuper de l'abdomen... ici tout se passe dans le thorax... très bien... la contraction passe... vous vous reposez...

Chaque jour, en répétant à l'avance l'accouchement, vous vous entraînez à une bonne ventilation.

Maintenant, vous revenez au moment qui suit la sortie du bébé, le moment de la délivrance... c'est-à-dire la période où la sage-femme appuie sur votre abdomen pour pousser sur le fond de l'utérus et aider le placenta à sortir... vous pouvez regarder la délivrance... la transparence des membranes... le cordon...

Vous avez réussi votre accouchement ; ce qui vous surprend le plus c'est votre comportement, vous êtes satisfaite de vous-même... vous avez aidé votre fils ou votre fille à naître, maintenant, il va falloir l'aider à grandir...

On revient maintenant à la salle de travail... installez-vous en troisième degré — si vous étiez en train de vous relaxer — vous vous voyez sur la table d'accouchement, les genoux écartés, dans une posture gynécologique... c'est le moment de l'expulsion... vous allez aider à pousser... vous allez vivre un des moments les plus importants de la maternité...

Essayez de vous voir comme si vous vous voyiez dans une glace... en général, c'est la tête de l'enfant qui arrive la première qui tourne lentement... après c'est une épaule, après c'est l'autre... vous poussez comme on vous l'a appris (si vous êtes dans les trois dernières semaines de grossesse — sinon vous imaginez simplement). La contraction monte : inspirez-expirez-inspirez-bloquez-poussez très fort, le ventre bien dur, expirez lentement en continuant la poussée vers le bas, le ventre encore plus dur... reprenez de l'air une deuxième fois, bloquez, poussez fort en expirant très lentement... une troisième fois...

Vous pousserez de cette façon pendant plusieurs contractions... ça y est : le voilà... essayez de voir si c'est un garçon ou une fille (fig. 36)... vous entendez peut-être son cri... ses pleurs... votre conjoint est peut-être présent... vous voyez ses réactions...

Maintenant ne pensez plus à tout cela et revenez à la salle de naissance. Il se peut que les choses se passent comme vous l'avez vécu pendant la sophronisation, il se peut aussi qu'une perfusion d'ocytociques soit utile pour renforcer les contractions, on la met alors en place pour vous aider à accoucher.

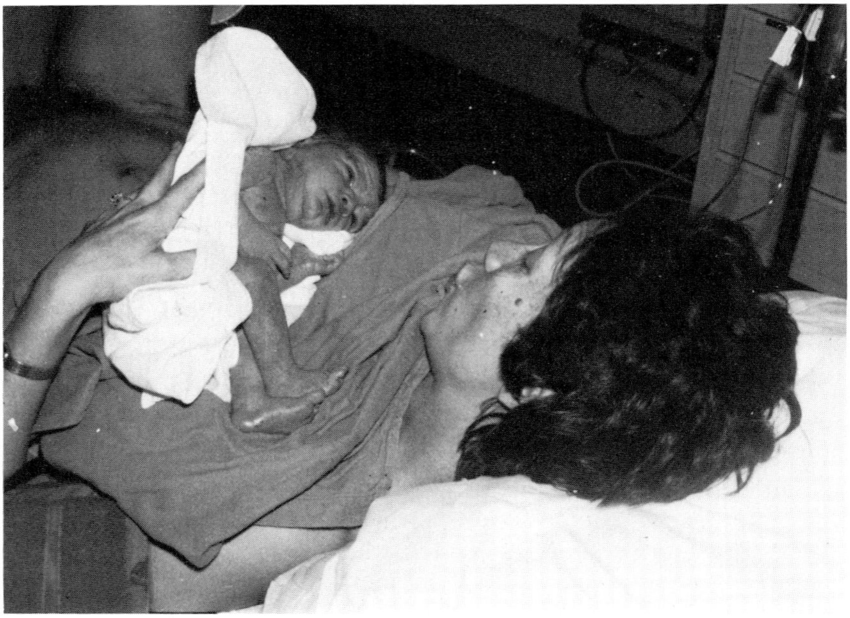

Fig. 36. — *Trois minutes de vie : communication de la mère et de son enfant.*

Les contractions vont être plus intenses, elles vont monter beaucoup plus rapidement, mais votre travail sera beaucoup plus court. Alors pendant cette période, la respiration soufflante vous sera peut-être nécessaire. On se représente cela...

La contraction arrive, on commence tout de suite à souffler la bougie par la bouche... chacune selon son rythme et on augmente au fur et à mesure que la contraction augmente en intensité... très bien... pendant une minute et trente secondes. Quand la contraction décline, on souffle pour se reposer... on s'oxygène bien par une ou deux respirations complètes... ce qui est important, c'est d'oxygèner le cerveau de l'enfant.

Il se peut que vous ayez envie de pousser et que ce ne soit pas encore le moment... pour ne pas pousser, vous soufflez très lentement par la bouche... en laissant l'utérus qui pousse votre bébé sur le périnée... à chaque envie de pousser vous soufflez très lentement... il sera peut-être mieux de vous installer sur le dos ou sur le côté pour cette phase de travail... maintenant, relaxez-vous sur le dossier... et laissez-vous aller au bord du sommeil...

Chaque contraction qui passe vous rapproche de la fin de l'accouchement et de la venue de votre bébé.

A présent, essayez de vous voir en fin de grossesse, en forme, à l'aise, vous vous sentez prête à accoucher, à accueillir votre enfant... vous activez les éléments positifs de votre personnalité :

- la confiance,
- la sûreté en vous-même,
- votre capacité d'espoir,
- votre énergie.

Désophronisez-vous en bougeant, etc... ».

Huitième séance

THÉORIE

LES SUITES DE COUCHES

La période des suites de couches est celle qui s'étend depuis l'accouchement jusqu'au retour des règles normales, c'est-à-dire (si la femme n'allaite pas) environ 1 mois 1/2 après l'accouchement, quelquefois un peu plus tard (2 mois).

Lorsque le placenta est sorti, on observe une rétraction progressive de l'utérus qui diminue de volume (involution utérine) et devient plus ferme, plus dur : on l'appelle le globe de sécurité.

Il arrive que l'utérus se rétracte mal, quelques heures après l'accouchement, c'est pourquoi la sage-femme revient à plusieurs reprises constater sa tonicité et éventuellement appuyer sur l'utérus pour le vider du sang et des caillots, c'est ce qu'on appelle « expression utérine ».

La femme perd du sang presque pur pendant 4 jours, à partir du 5e jour « les lochies » deviennent séro-sanguinolentes.

On conseille aux patientes de se lever précocement (le jour même de l'accouchement pour aller uriner) ; ensuite pour faire leur toilette : on les surveille pour les aider en cas de vertiges.

Après l'accouchement, un certain nombre de femmes ressentent ce qu'on appelle des « tranchées » utérines* : douleurs paroxystiques ressemblant à des coliques. Elles sont observées surtout chez les multipares et peuvent réapparaître à chaque tétée de l'enfant. Elles durent en général 3 à 4 jours.

La constipation est fréquente après l'accouchement, si elle persiste au delà du 2e jour, on fera absorber des laxatifs doux par la bouche.

De même, une poussée hémorroïdaire* peut être douloureuse et doit être soignée grâce à une médication analgésique et résolutive. Un petit truc consiste à mettre des glaçons (dans un gant en caoutchouc) sur l'anus et autour du périnée.

Les soins du périnée

Ils seront faits deux fois par jour à la maternité avec de l'eau stérile et une application d'éosine, s'il y a eu épisiotomie ; on sèche bien le périnée et on change souvent de garniture.

Pour favoriser la cicatrisation, on peut employer un sèche-cheveux car il est important de *très bien sécher le périnée.*

Les fils de suture sont enlevés entre le 4e et le 6e jour, les agrafes un peu plus tôt.

La douche est permise dès le lendemain de l'accouchement, par contre, on attendra que le col se referme pour prendre un bain.

LE RETOUR AU DOMICILE

Dépression du post-partum

On appelle dépression du post-partum un état de fatigue physique et morale qui correspond à une phase de réadaptation.

Ceci est presque normal après l'accouchement car la mère doit trouver un nouvel équilibre avec la responsabilité d'un bébé à nourrir et à élever (fig. 37).

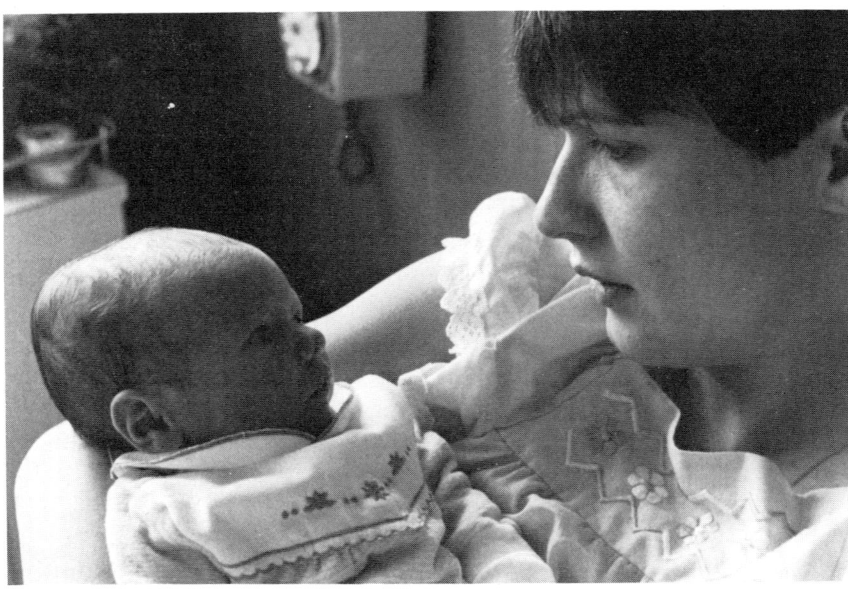

Fig. 37. — *Eveil de l'enfant à deux jours de vie. Echange entre mère et enfant. Responsabilité de la mère.*

Pendant l'accouchement et pendant le court séjour à la maternité, elle a été entourée par sa famille et ses amis et elle a bénéficié d'une assistance médicale. Quand le médecin commence à lui parler du jour de la sortie, il n'est pas rare de la voir s'inquiéter à l'idée de se retrouver seule avec son bébé à son domicile, le mari ayant ses obligations de travail.

Dans certains cas, cette dépression du post-partum est plus marquée et peut se traduire par un état de neurasthénie pouvant aller jusqu'à l'isolement avec tendance au rejet de l'enfant.

Pour que cette phase difficile soit atténuée, on essayera de la prévenir par une information adéquate. Par exemple, on cherchera à faire ressortir les facteurs positifs (éveil et sourire du bébé...) et à neutraliser les facteurs négatifs (combattre l'isolement, ne pas négliger sa toilette : soins corporels, séance de kinésithérapie...).

Dans ce sens, les activations sophrologiques pourraient avoir un effet favorable en mobilisant l'énergie et en augmentant le dynamisme. Ceci sera bien utile quand on sait qu'elles auront, pour la plupart, à faire face à leurs besognes domestiques (courses, repas, ménage..) et aux nécessités de l'entretien de leur enfant.

On a remarqué que les mères qui avaient des enfants qui criaient beaucoup ou qui vomissaient leur lait, étaient plus angoissées...

La primipare se sent seule et a moins de « savoir-faire » que la multipare ; par contre, cette dernière doit s'occuper aussi de ses autres enfants. Il peut y avoir des problèmes psychologiques vis-à-vis d'eux : jalousie qui peut se manifester de diverses manières (un enfant propre peut se remettre à faire pipi au lit...). Pour atténuer cela, la mère devra ménager l'affectivité de ses enfants en leur donnant les explications nécessaires déjà pendant la grossesse.

Parfois, c'est au moment du sevrage que se manifestera cette phase dépressive. En effet, la mère qui était très proche de son bébé physiquement et psychologiquement, sent se dénouer des liens étroits qui s'étaient tissés entre elle et lui.

La reprise des rapports sexuels

Il n'y a aucune règle générale en la matière. Le mari devra respecter les désirs de sa femme. Après l'accouchement, la muqueuse vaginale est encore un peu congestionnée, c'est pourquoi le gynécologue conseille souvent d'attendre un mois pour la reprise des rapports sexuels. Si elle a lieu avant, il n'y a pas raison de s'inquiéter. Si la femme a subi une épisiotomie, les rapports sexuels peuvent être moins satisfaisants mais cette période sera de courte durée.

La femme qui allaite complètement n'a pas, théoriquement, pendant trois semaines, la possibilité d'être enceinte car l'ovulation est bloquée, mais il y a des exceptions à la règle.

Pour éviter une nouvelle grossesse non désirée, il est fortement conseillé de recourir à une méthode de contraception (mini-pilule dans certains cas, ovule ou gel spermicides associés à un préservatif masculin...).

On leur recommande de profiter de la grossesse pour faire le point sur leur contraception ; on leur énumère tous les moyens à leur disposition concernant l'homme et la femme.

Les femmes auront intérêt à consulter un gynécologue, dès la fin de leur grossesse ou dans les jours qui suivent l'accouchement : celui-ci leur conseillera la meilleure méthode contraceptive à utiliser dès le retour à leur domicile.

Retour de couches

Approximativement, du 5e au 12e jour, les lochies (pertes) sont presque exclusivement séreuses ; elles vont en diminuant mais persistent pendant 3 semaines à 1 mois.

On peut même observer vers le 12e-15e jour, un petit écoulement de sang qu'on appelle « petit retour de couches » ou « faux retour de couches ». Le vrai retour de couches n'interviendra, chez la femme qui n'allaite pas, que 1 mois 1/2 après l'accouchement, quelquefois deux mois.

Chez la femme qui allaite, le retour de couches est retardé *de façon très variable ;* au bout de quelques mois, même si l'allaitement est continué, on peut observer la réapparition des règles.

La sage-femme enseignant la sophrologie conseille aux mères de continuer leur entraînement après l'accouchement.

Au lieu de faire une sieste, qui ne permet pas toujours une bonne récupération, elles pourront avoir recours à la sophronisation qui dure 15 minutes et qui atténuera les fatigues provoquées notamment par les levers nocturnes.

Si elles ont besoin d'énergie, de dynamisme et donc de bonne humeur, elles pourront prendre la posture du 3e degré.

Il est conseillé de refaire les exercices de contraction-relâchement du périnée.

Enfin, pour tonifier la sangle abdominale et permettre à l'abdomen de réduire de volume, elles peuvent refaire toutes les activations qu'elles avaient apprises au 4e cours pendant la grossesse.

Il y a aussi des exercices pour faire contracter les pectoraux donc « remodeler » les seins, à pratiquer après cessation de l'allaitement.

La relaxation dynamique est continuée :

— soit par des sophronisations simples avec des activations intra-sophroniques,

— soit par la pratique du 3e degré.

Cette poursuite de l'entraînement permet aux mères de *retonifier, récupérer, réinvestir* leur corps (vidé du fœtus), *d'établir une relation harmonieuse avec l'enfant* et *de retrouver un équilibre relationnel à trois personnes* (mère-père-enfant).

PRATIQUE SOPHROLOGIQUE DE LA HUITIÈME SÉANCE

— Sophronisation		
— Posture assise du 3e degré	durée :	20 minutes
— Sophro-acceptation progressive des suites de couches	posture :	3e degré
— Désophronisation		

« Je prends la posture du 3e degré en me concentrant sur la respiration dans le bas ventre, « l'expiration active », je me recharge en énergie...

Cet exercice est pour moi... c'est mon quart d'heure de « retrouvaille » avec moi-même.

Bébé dort... je me consacre à mon corps, à ma redécouverte physique... la grossesse et l'accouchement m'ont fatiguée : de retour à la maison, j'ai mille choses à faire...

Je dois réorganiser ma vie de femme, d'épouse et organiser maintenant ma vie de mère... pour cela je dois être en pleine forme physique, éclatante de santé, et redoubler d'énergie. Cette énergie, je la trouve dans mon régime alimentaire.

Alimentation plus saine, plus légère : légumes verts, viandes grillées, poissons, œufs, peu de pain et de féculents, beaucoup de lait écrémé et de liquides (potages de légumes) surtout si j'allaite.

Peu de sucrerie et de charcuterie.

Faire une cure de vitamines revitalisantes : vitamine A et E (carottes, persil) — vitamine C (agrumes, fruits) — vitamines B et PP (levure, céréales).

Cette énergie, je la retrouve en entretenant ma forme physique par la gymnastique... faire les exercices de la 4e séance, ceux que le kinésithérapeute m'a prescrits... faire de la natation, de la marche, des mouvements respiratoires...

Je regarde mon corps modifié par la grossesse... Quand je pratique la gymnastique, je regarde mes membres, la forme de mon corps, j'observe le jeu des muscles, leur évolution au fil des jours... je fais les mouvements lentement... même si je reprends rapidement mon poids antérieur à la grossesse, mon corps ne redeviendra jamais comme avant, il aura un nouvel équilibre et je devrai m'y adapter peu à peu... c'est normal : le corps d'une femme qui a accouché est différent du corps d'une jeune fille.

J'entretiens mon corps :

— douche avec gant de crin...
— massage avec crème.

Je me maquille si j'en ai l'habitude, j'entretiens mes cheveux. Je ne traîne pas en robe de chambre... tout ceci pour ne pas entamer mon moral car mon bébé me donne beaucoup de travail, occupe mon temps nuit et jour. J'arrive à vaincre la fatigue, à retrouver espoir et confiance en moi en pratiquant la relaxation et aussi en suivant un vieux principe TAO : en concentrant mon énergie sur une seule chose à la fois, je la ferai mieux et plus vite.

Si je décide de mettre un peu d'ordre dans la maison, je ne m'interromps pas pour écrire une lettre ou faire un gâteau.

Si je fais du repassage, j'y consacre une heure ou plus ou moins, mais je ne fais que ça... d'autres choses, peut-être, que je devrais faire, me viennent à l'esprit... je les laisse et les programme pour un autre jour ainsi je serai plus libre pour consacrer un moment de détente à mon bébé, jouer avec lui, constater ses progrès et les favoriser.

Je sens bien la posture et la respiration... mes fatigues physiques et psychiques s'envolent comme par l'enchantement du souffle...

Je pense à la vie, la mienne, celle de mon enfant et celle de son père.

Je sais qu'avec cette respiration, je resangle mon abdomen. Je peux aussi remuscler, retonifier mon périnée qui a été distendu : je contracte et relâche le sphincter anal, à plusieurs reprises, comme si je retenais un gaz... je retiens et relâche, à plusieurs reprises, une envie d'uriner...

Ce 3e degré m'aide à me recharger en énergie : il me donne un grand dynamisme, un punch extraordinaire pour accomplir les tâches quotidiennes de cuisine, ménage... et bien sûr pour m'occuper de mon fils ou de ma fille... sans négliger mon mari qui, d'ailleurs, m'aide en prenant part aux besognes journalières.

Si c'est mon premier bébé, je le ressens peut-être comme un enfant fragile et inquiétant... si accaparant que quelquefois je n'ai plus envie de m'en occuper...

C'est tout à fait normal de ressentir cela, il y a toujours une ambivalence dans les sentiments... il est important de savoir que tous les êtres humains, à certains moments, ressentent à la fois des sentiments d'amour et de rejet.

Je reviens à ma posture... je sens la forme de mon dos, de ma poitrine, de mon ventre...

Je me relâche en fermant les yeux et en m'appuyant sur le dossier. Je sens la détente, la paix, le calme et en même temps, une grande énergie...

Activation du « positif ».

Désophronisation ».

CHAPITRE IV

Le cri

Expiration énergique et soutenue, produisant un mouvement vibratoire dans le larynx et le pharynx, mérite une attention particulière au cours de l'accouchement.

On l'observe chez la parturiente et chez l'enfant mais il peut être à peine perceptible et passer inaperçu.

Il faut dire que les méthodes modernes d'accouchement et la préparation psychologique tendent à atténuer chez les femmes les gémissements et les cris qui emplissaient autrefois les salles de « travail ».

Au moment de la descente de la tête fœtale dans le petit bassin, un peu avant l'expulsion, il arrive que la femme « crie » ; ceci peut être une réaction à la « séparation » et à la crainte d'être déchirée par la sortie de l'enfant.

Certaines femmes se sentent culpabilisées d'avoir laissé échapper quelques cris, d'autres disent que cela les a libérées.

Dans la mesure où l'accouchement se déroule normalement et où les cris sont de courte durée, ils correspondent à une période de compression intense du plancher pelvien. La sage-femme y répond simplement par un geste ou une parole rassurante.

Beaucoup de personnes du corps médical disent à la femme qu'elle peut extérioriser sa douleur par des cris qui la libèrent pendant quelques instants. En effet, le cri semble être un refuge et il peut libérer la femme de l'angoisse. Mais ce cri, s'il se prolonge, a tendance à énerver l'équipe médicale et à ce moment-là c'est l'équipe qui ne le supporte plus...

Si les cris se prolongent, on peut répondre à cet appel de façon plus active.

Dans certains cas, les cris commencent dès le début du travail.

Si la sage-femme constate que la parturiente est trop fatiguée par la douleur, elle peut être amenée à lui proposer une analgésie ou une anesthésie. Elle n'insistera pas si la femme s'y oppose.

Chez le nouveau-né, le cri qui se manifeste après l'expulsion hors de la filière génitale, répond à un réflexe dépendant de phénomènes cardio-vasculaires.

Après la fermeture du canal ombilical, le nouveau-né ne dépend plus de la circulation maternelle, ses tissus consomment de l'oxygène sans qu'il soit remplacé et produisent du gaz carbonique et des ions hydrogène sans qu'ils soient éliminés.

Des excitations multiples vont agir sur le centre respiratoire. La première respiration doit être capable de chasser une partie du liquide encore contenu dans les poumons.

Les changements survenus dans les poumons et la circulation pulmonaire sont suivis dans le cœur par la fermeture des orifices utiles à la circulation du fœtus mais pas à celle du nouveau-né. D'où l'importance du cri, cette expiration active qui marque le début de la vie du nouveau-né à l'air libre.

L'anesthésie générale lorsqu'elle est pratiquée chez la mère peut retentir sur l'enfant et déprimer sa respiration au moment de la naissance : on dit qu'il naît « étonné ».

Accouchement en posture assise et troisième degré de la relaxation dynamique

Nous avons quelques notions sur la façon dont les femmes accouchaient dans l'Antiquité par des images peintes sur les vases antiques, par certains reliefs sculptés ou par des traditions recueillies dans les écrits.

Pour l'accouchement, la parturiente était assistée de 2 ou 3 personnes. L'une soutenait la patiente en la saisissant à bras le corps, sous les aisselles, tandis que l'autre à genoux ou accroupie intervenait pour dégager l'enfant.

Parfois, la femme qui accouchait était soutenue par deux personnes, l'une à gauche, l'autre à droite (les mains libres pouvaient masser l'abdomen douloureux) la troisième face à la patiente (obstétricienne : celle qui se tient devant) dirigeait le travail.

On constate que les femmes adoptaient souvent une position verticale : debout, accroupie ou assise. Ceci répondait sans doute à une attitude antalgique spontanée : la femme trouvait instinctivement les gestes adaptés à la situation.

Dans certains cas, les femmes pouvaient prendre appui sur deux pierres ainsi que cela est rappelé dans la Bible : d'où l'apostrophe du Pharaon aux sages-femmes égyptiennes : « quand vous accoucherez les femmes des Hébreux, regardez les deux pierres ».

A une époque plus récente, le Grec Soranus (98-177 de notre ère) recommandait, comme l'écrit son élève Moschion dans son traité des « Maladies des femmes », un tabouret qui fut utilisé pendant plusieurs siècles.

On le retrouve en Europe, en particulier dans le Nord de la France, au Moyen-Age. Cette « chaise d'accouchement » était constituée d'une sorte de siège en forme de croissant avec dossier incliné en arrière, fixé sur quatre pieds, avec des poignées sur les parties latérales pour s'y accrocher.

Dans la seconde moitié du XVIIe siècle, le célèbre médecin François Mauriceau, premier accoucheur à l'Hôtel-Dieu à Paris, commença à faire mettre les femmes sur le dos pour accoucher, ce qui rendait plus commode la pose du forceps qui venait d'être inventé par Chamberlayne.

Dans son traité « Des Maladies des femmes grosses et accouchées » (1668) Mauriceau dit qu'au début du travail, quand les douleurs sont petites et lentes il est inutile de fatiguer les femmes en les faisant tenir trop longtemps debout. Il vaut mieux les faire coucher bien chaudement dans leur lit pour mûrir leur travail... après quoi « on peut les faire lever si on le juge à propos pour augmenter par cette situation les bonnes douleurs qui leur viennent en ce temps ».

Déjà à cette époque, les réglements en matière d'hospitalisation s'accommodaient mieux avec l'alitement qui permettait aux médecins d'avoir les femmes à leur disposition, « sous la main », surtout en cas d'intervention spéciale.

Cependant la position n'était pas immuable au cours du travail et un grand nombre d'accoucheurs recommandaient de marcher ou de s'asseoir avant la rupture de la « poche des eaux » et de se coucher ensuite lorsque les douleurs devenaient plus pénibles.

A notre époque, les ethnologues ont montré que les positions verticales debout ou assise pour l'accouchement, étaient encore adoptées chez les peuples « primitifs ».

En effet, il nous semble que dans cette position la femme est plus active, se laisse moins aller que si elle était allongée (comme une malade plus vulnérable) ; sur le plan dynamique, elle a plus d'énergie pour supporter la violence de la contraction utérine, comme si le tonus musculaire dorsal entraînait un tonus de conscience juste équilibré pour faire face à la douleur.

Selon la loi de pesanteur, l'enfant est dans de meilleures conditions pour descendre [si sa mère est sur le dos, il a tendance à appuyer sur la colonne vertébrale de celle-ci] et sa tête appuyant mieux sur le col en facilite la dilatation. Au moment de l'expulsion, la parturiente est dans une position plus physiologique (comparable à la défécation).

Verticalement, elle a la face moins congestionnée. Son diaphragme, de par ses insertions et son centre phrénique, peut donner le maximum de son efficacité comme propulseur de l'enfant.

CHAPITRE V

Observations

Observation n° 1

. *Madame X..., IIpare, gynécologue* — importance du 3e degré.

« Je trouve enfin le temps de vous raconter le bénéfice que j'ai tiré de votre enseignement de sophrologie. Tout d'abord, je dois avouer que mon entraînement n'a pas été très assidu, à raison de 2 à 3 fois par semaine seulement, mais avec un grand profit.

En effet, j'ai accouché le 5 mars de mon deuxième fils, à terme moins 10 jours. Mon mari n'a pas pu arriver à temps, puisqu'il travaille en province.

Les contractions ont commencé vers 6 heures du soir, très irrégulières et indolores mais plus fréquentes que normalement. J'ai dîné légèrement et je me suis couchée vers 22 heures et endormie rapidement à l'aide d'une courte sophronisation. Vers 2 heures, je me suis réveillée avec des contractions toutes les 10 minutes, tout à fait supportables, au moyen d'un simple massage de la région sus-pubienne. Vers 4 heures, les contractions se produisant toutes les 5 minutes (toujours pas plus fortes) départ pour la maternité. A l'arrivée, la dilatation était à 4 cm, les contractions légèrement plus fortes mais facilement contrôlables par une respiration sophrologique (l'expiration active). A 5 heures, rupture artificielle de la poche des eaux. Pendant les deux heures qui ont suivi, j'ai adopté la posture du 3e degré plus respiration sophrologique pendant les contractions et la relaxation par sophronisation entre les contractions.

L'expulsion a été un peu longue car la sage-femme a préféré ne pas faire d'épisiotomie et j'ai poussé pendant quatre contractions. J'ai accouché à 7 heures.

En conclusion, la sophrologie m'a beaucoup servi à accoucher sans mon mari et à garder mon calme (ce qui n'avait pas été le cas pour mon accouchement précédent). J'ai été surprise de constater à quel point la posture assise diminue l'intensité de la sensation douloureuse d'une contraction. Dans la position allongée, la sensation douloureuse remonte et semble envahir tout le corps jusqu'à provoquer la nausée.

De plus, je dois avouer que la sophrologie m'a aidée à affronter mon anxiété de gynécologue accouchant d'un gros bébé (3 kg 600) sur un bassin limite (radio-pelvimétrie : 9,5 à 10 cm au détroit moyen), et ce en l'absence de mon mari ».

Observation n° 2

• *Madame B..., Ipare*

Accouchement long — Expérience positive de la naissance de Thomas.

« L'attente de Thomas s'est vécue dans l'euphorie puis dans le bonheur plein de porter cet être de nous qu'on désirait tant.

Je n'étais immunisée ni contre la rubéole, ni contre la toxoplasmose. A croire que j'avais vécu dans « de la ouate » jusqu'à ce jour. On m'a donc surveillée comme le lait sur le feu et jamais je n'ai été contaminée tout au cours de la grossesse.

A partir du 4e mois, je massais mes seins, mon ventre et mes cuisses avec un produit à base de lierre pour éviter les vergetures et trois fois par semaine je faisais mon entraînement sophrologique. Je me préparais déjà à accoucher en pratiquant des respirations complètes et des expirations actives. Je faisais des séances de concentration sur ce que je vivais dans mon corps et j'écoutais des cassettes de sophrologie qui m'invitaient à envisager l'accouchement comme un moment positif qui enfin vous conduit vers votre enfant.

Jusqu'aux derniers quinze jours, j'ai pu avoir une activité normale. J'ai terminé l'année universitaire sans entrave.

La sophrologie (à partir du 7e mois, 30 minutes d'entraînement presque tous les jours) me donnait une plus grande capacité de concentration et quand je travaillais intellectuellement quatre heures, il me semblait que chaque minute avait été efficace.

Voici un récit assez précis de la naissance de Thomas.

J'ai pu faire les respirations complètes et expirations actives au début du travail, de 21 heures à 4 heures du matin. A chaque contraction, André se levait et me massait le dos.

Mais après j'ai dû recourir la plupart du temps à la respiration soufflante avec une expiration lente.

La position du 3e degré m'a été utile aussi jusqu'à 8 heures du matin... je ne pensais pas que cela serait si long...

Pendant tout ce temps, André était présent, m'humectant les lèvres, me rafraîchissant les bras, me tenant la main... mais je garde un souvenir comme une escalade du Mont Blanc, vécue dans la peine extrême mais accompagnée d'une extase indicible. Le mélange de douleurs qui, au moment de l'expulsion, se couronne d'une jouissance inexprimable reste pour moi une aventure inoubliable qui me rend si proche de mon enfant et plus proche d'une partie de moi-même qui m'était encore inconnue...

Après « X » poussées, il sortait de mon corps — comme un long fleuve tiède — il était vivant, rouspétant déjà à son premier souffle. J'ai pu l'attraper par dessous les bras et le mettre moi-même sur mon ventre.

Quand les sages-femmes ont emporté le bébé qui avait le crâne tout déformé et un corps qui m'est apparu très très grand, je pressais André dans mes bras et lui parlais tout en pleurant, lui racontais des mots d'amour. Ce moment où enfin l'enfant est là, cet enfant de nous, bien vivant, est un moment qui restera gravé en nous deux pour la vie...

Je suis prête à recommencer une aventure similaire si, un jour, Thomas désirait un compagnon ou compagne de jeu !

La sophrologie n'a pas réduit mes douleurs mais m'a donné la force de les supporter et de sourire même entre les contractions ainsi que de récupérer et de me détendre.

On m'a dit qu'en salle de travail j'étais stimulante, souriante et encore pleine de dynamisme.

Je crois que c'est grâce à la sophrologie que j'ai pu éviter une souffrance fœtale et une césarienne.

Je continuerai à m'entraîner car c'est vrai que, dans cette nouvelle vie à trois, nous avons besoin d'encore plus de calme intérieur et comme je poursuivrai mes études l'année prochaine, la sophrologie m'aidera pour la concentration intellectuelle ».

Apports bénéfiques de la relaxation dynamique pendant la grossesse

- *Madame D...*

« Etant d'une nature nerveuse et inquiète, la relaxation dynamique m'a apporté un bien-être important, tout au long de ma grossesse. J'ai appris à me relaxer en prenant conscience des tensions inutiles. La sophrologie m'a permis de faire connaissance avec mon corps. Je me suis entraînée 5 fois par semaine ; cela m'obligeait à faire une pause d'une demi-heure pour apprécier la grossesse »...

- *Madame M... IIpare*

« Mon entourage a remarqué chez moi une plus grande sérénité et moins de pessimisme systématique... ».

• *Madame Y...*

« J'ai beaucoup apprécié le repos et la détente obtenus par l'entraînement sophrologique, surtout après mon travail. J'ai eu l'impression d'avoir pendant ma grossesse des relations privilégiées avec mon enfant. Cette pratique m'a aussi aidée à réaliser de façon plus précise que, quelques mois ou quelques semaines plus tard, mon enfant serait à mes côtés... ».

• *Madame Z...*

« J'ai appris à analyser mon corps, à me dominer et à regarder autour de moi... ».

• *Madame X... IIpare*

« J'ai toujours eu beaucoup de mal à communiquer avec les autres... je crois que la sophrologie m'a aidée à découvrir que la découverte des autres se passait à travers la découverte de soi. J'ai enfin compris ce que signifiait « être mère » et c'est pourtant mon deuxième enfant...je communique beaucoup mieux qu'avant avec mon aîné... ».

• *Madame K... Ipare*

« Le premier changement important depuis mon entraînement c'est de moins me culpabiliser chaque fois que je dois faire quelque chose ou décider d'un acte important : avant je me sentais toujours coupable. Le fait de vivre avec plus de confiance, d'harmonie, enfin d'activer le positif de moi-même m'apporte beaucoup... ».

Apports de la relaxation dynamique pendant la grossesse et l'accouchement

• *Madame S... Ipare*

« Les cours m'ont permis d'abord de me décontracter — ce qui m'a été très utile tout au long de ma grossesse — étant d'un naturel plutôt nerveux et angoissé. Je me suis entraînée pendant 5 mois à peu près 5 jours sur 7. Au début l'entraînement me semblait servir à une détente plutôt physique mais il s'avère que cela m'a aussi et surtout familiarisée petit à petit avec le « scénario » de l'accouchement. Au début de ma grossesse, j'avais plutôt peur d'accoucher mais au fil des séances, cette peur s'est estompée et je n'ai pas eu un seul moment d'angoisse lorsque le jour J est arrivé...

Cela a commencé par des contractions irrégulières... puis plus rythmées (toutes les 5, 7 minutes) et plus fortes de 8 à 11 heures mais pas assez douloureuses pour que je sois persuadée d'être prête à accoucher.

J'ai regardé la télévision, fait une partie de scrabble avec mon mari tout en commençant à utiliser l'expiration active. J'ai pris le temps de me doucher, de me laver les cheveux avant de partir sans aucun affolement... arrivés à la maternité, la sage-femme nous a dit que le col était ouvert de deux doigts et que nous avions eu raison de venir... une heure plus tard, un nouvel examen a révélé que j'en étais à la moitié du travail ; deux heures après, ma fille était née. Deux heures de contractions longues, régulières et bien fortes mais tout à fait contrôlables.

Au début, j'étais assise puis au cours de la dernière demi-heure, je me suis sentie plus à l'aise, allongée, les pieds dans les étriers, toujours avec l'expiration active sauf les toutes dernières contractions violentes où la respiration soufflante est particulièrement bien adaptée : elle vient même naturellement (et pourtant elle ne me plaisait pas du tout lors de la préparation) mais elle m'a soulagée lorsque le bébé « a poussé ».

L'expulsion s'est faite assez rapidement : trois poussées et sans épisiotomie. Je m'étais entraînée à pousser au quatrième cours et 4 ou 5 fois en faisant le 7e cours ; lorsque la sage-femme encourage et dirige les efforts, il n'y a aucun problème pour comprendre ce qu'il convient de faire et pour le faire au bon moment. Voici donc en résumé la naissance de Caroline (3 kg 450). Je crois que la sophrologie a fait de mon accouchement ce qu'il a été, c'est-à-dire un moment douloureux c'est sûr, mais pendant lequel rien n'a été insurmontable ni surprenant.

Je continuerai moi-même à me relaxer aussi souvent que j'en aurai l'occasion parce que c'est une chose que j'avais beaucoup de mal à faire et que je ne savais pas faire... ».

• *Madame E... IIpare*

« J'ai très mal supporté et vécu ma première grossesse, il y a 6 ans (sans information, la préparation étant presque nulle dans la clinique où j'ai accouché). L'accouchement a été horrible : 18, 19 heures de travail sans aide ni aucun conseil pour supporter douleur ; l'expulsion a été pénible... dépression après l'accouchement... résultat : sur le moment, nous ne voulions plus d'enfant.

Au bout de 6 ans, j'ai pourtant insisté pour avoir un autre enfant. Mon mari a cédé à mon désir mais pas convaincu du tout...

Etant donné mes antécédents, j'ai choisi la sophrologie. Je suis hypernerveuse et j'ai pensé qu'il fallait mettre toutes les chances de mon côté même si je n'y croyais pas beaucoup au départ.

Pendant deux mois, j'ai eu des nausées et pendant trois mois des insomnies. A cinq mois de grossesse, je me suis fait une fracture du coude et j'ai subi une opération qui a duré trois heures et pendant deux mois j'ai été « handicapée » du bras.

Dès les premières séances de relaxation, mes insomnies ont été résolues et un bien-être m'a envahie tout entière.

J'ai vécu en harmonie parfaite avec mon corps où j'appréciais mon ventre sans avoir de honte.

Mes rapports devinrent meilleurs avec mon fils et mon mari, qui constataient que j'étais beaucoup plus calme, détendue, souriante, à leur écoute.

Enfin, j'ai supporté de façon remarquable toutes les douleurs continues de mon bras et la rééducation sans prendre aucun comprimé analgésiant (ce qui m'encouragea pour l'accouchement car cette première expérience de la sophrologie était très concluante).

L'approche de la date d'accouchement s'est passée sans énervements. Je ne croyais pas que c'était des contractions d'accouchement tellement je supportais bien le travail utérin. Entre chaque contraction de 2 h 30' à 5 h 30' j'ai vaqué à différentes occupations familiales et ménagères, tout en m'arrêtant et en pratiquant l'expiration active pendant la contraction.

J'étais tellement décontractée qu'on aurait dit que je partais à une fête... je suis arrivée à la maternité à 5 h 30', mon col était dilaté à 5 cm, sans aucune douleur. En salle de naissance, j'ai blagué et discuté avec la sage-femme, l'infirmière et mon mari jusqu'à 7 heures, c'est-à-dire jusqu'au moment de pousser mon enfant.

Heureusement, j'avais bien répété l'expulsion car cela a été assez long et dur mais tout cela sans fatigue...

La réaction de mon mari : émerveillé d'être présent, heureux de m'avoir aidée rien que par sa présence. Quant à moi, je me sentais plus sûre de moi grâce au contact de mon mari : il me tenait la main ; avec lui à mes côtés ce n'était pas une épreuve mais un acte d'amour. J'en conclus que, grâce à la sophrologie, nous avons un souvenir merveilleux de ma grossesse et de l'accouchement. Mon mari qui ne désirait pas cette deuxième grossesse est emballé à l'idée d'avoir un troisième enfant et moi je pense que dans un an, j'accepterai très volontiers une troisième grossesse... ».

• *Madame M... Ipare*

« Je n'ai pas eu de surprise quand l'accouchement s'est déclenché. Accoucher a été le plus grand émerveillement, le plus grand bonheur de ma vie et pourtant il y avait douleur (douleur vécue et pas subie). En posture du 3ᵉ degré : je suis là, j'existe, je prends la situation en main. Je suis sur le qui-vive, prête à faire face à n'importe quelle situation en l'occurrence prête à respirer dès le début de la contraction quand l'utérus commence à durcir et bien avant que la douleur apparaisse.

Au fil des heures une résistance jusque là inconnue de soi se dévoile.

La force de cette résistance physique et psychique est insoupçonnable.

Il faut vraiment le vivre pour y croire. On va jusqu'au bout de ses forces dans les poussées d'expulsion pour atteindre à la fin l'extase, le bonheur physique et mental, une conscience profonde, divine qui n'a rien à voir avec les joies de la vie quotidienne.

Une merveilleuse petite Aurore est née — souvenir inoubliable — en même temps que le lever du soleil.

La sage-femme a aperçu ses cheveux blonds qui pointaient au moment où le soleil commençait à se lever au ras de l'horizon. Au fur et à mesure des poussées je sentais sa tête progresser puis quand toute sa tête est sortie de mon corps, le soleil était complètement dégagé des nuages. Quand son corps rosé fut sur le mien je remerciai le ciel, Dieu...

P.S. Il faut ajouter que j'ai vécu plusieurs années de stérilité qu'on croyait définitive et ce bébé que l'on n'attendait plus était comme « envoyé du ciel », un cadeau de Dieu ».

Sensation douloureuse

« Je n'ai pas trouvé qu'il s'agissait d'une forte douleur, ni même d'une douleur qui m'indisposait profondément. C'était une douleur que *j'arrivais à parfaitement isoler et donc à rationaliser.* En d'autres termes, elle ne m'envahissait pas... ».

« Pendant la période de dilatation, après un moment de déroute devant l'intensité de la douleur, j'ai retrouvé rapidement *l'attitude positive et confiante pour dominer la contraction* grâce :

— à la position assise pendant la contraction et à l'expiration active qui me semblait à ce moment là très longue et procurant un très grand soulagement ; je n'ai pas conscience d'avoir « rentré » le ventre au moment de cette expiration — peut-être l'ai-je fait, je ne sais pas, mais j'ai obtenu grâce à ces expirations une très profonde détente.

— la concentration sur le col qui s'ouvrait m'a aussi été très utile et je sentais mon col s'ouvrir ».

• *Madame M... IIpare*

« Mon premier accouchement avait été très long et très pénible : chaque contraction dépassait mes limites, alors que le second a d'abord été beaucoup plus court mais surtout (et c'est là que je dis merci à la sophrologie) *je ne sentais que le haut de la contraction, c'est-à-dire 10 à 15 secondes, tellement j'étais arrivée à me décontracter avant et après ce temps fort.* Je dois dire que mon mari m'a beaucoup aidée. Il s'est senti beaucoup plus concerné et beaucoup plus utile pour moi (et il l'a été réellement). Pendant les contractions, assise, *je prenais appui sur mes deux bras tendus afin de me grandir* et c'est mon mari qui guidait ma respiration en me mettant une main sur le ventre et l'autre au niveau du dos là où je ressentais le plus la contraction, ce qui supprimait une bonne partie de la douleur ».

- *Madame D... IIIpare*

« Mes deux premiers accouchements, et c'est le moins qu'on puisse dire, n'avaient pas été très heureux. Celui-ci au contraire et grâce à la sophrologie, restera un bon souvenir.

J'ai très vite souffert au moment des contractions utérines et à 5 cm, je me demandais déjà si j'arriverais au bout ! Mais je me suis souvenue de vos paroles « voyez le côté positif des choses : si c'est violent, c'est que cela ira vite » et j'ai alors *fait une sophronisation de longue durée* en position de relaxation (couchée sur le côté droit, une jambe repliée sous le ventre) avec d'amples respirations complètes au cours des contractions. *Il m'a semblé alors que les contractions diminuaient en intensité et que les pauses rallongeaient...* Mon mari m'a demandé si je dormais, et la sage-femme ne me parlait plus qu'à voix basse, dans un total respect du bord du sommeil ».

Parvenue en salle de travail (8 cm) j'ai tenté de reprendre le 3e degré qui m'avait servi au tout début du travail (entre 3 et 5 cm), mais je dois vous signaler que ma tête tournait, je n'étais pas bien alors je me suis recouchée... Les deux derniers centimètres se sont effacés en une seule contraction et tandis que j'essayais de me retenir de pousser croyant qu'il restait encore du col, le bébé était déjà à la vulve (et moi sur le côté !). Mon enfant est sorti à la contraction suivante.

Le bilan est donc très positif : durée totale du travail 3 h 40' et souffrance intense 4 minutes (les trois dernières contractions accompagnées aussi de trois cris de ma part).

La sophrologie m'a donné une incroyable capacité de récupération entre les contractions et la liberté des positions a permis de limiter la douleur à l'utérus. Je n'oublierai pas non plus l'énorme gentillesse et la totale compréhension de vos collègues qui m'encourageaient et acquiesçaient à mes moindres désirs ».

- *Madame M... IIIpare*

« Il faudrait pour la sophrologie inventer un néologisme et remplacer analgésie (a = sans) par supralgésie (supra = au-dessus) car les contractions utérines sont douloureuses (je les ai bien retrouvées comme telles dans ma mémoire) mais on domine cette douleur, on va au-dessus d'elle, un peu comme un cheval qui saute un obstacle. Non préparée par la sophrologie j'ai eu trois heures de contractions dures, 1/2 heure « à crier ».

Préparée par la sophrologie : supralgésie complète des contractions, les dix dernières nécessitant un travail mental très fort ».

• *Madame R... IIpare*

« J'ai dominé toutes les contractions dans la posture du 3e degré. Je poussais le ciel avec la tête, la nuque ferme, forte, et je poussais le sol avec mes pieds. J'ai eu l'impression de « dégager » mon utérus et mon enfant ; la contraction montait, s'intensifiait puis redescendait : en poussant ma respiration très lentement jusqu'à mon bas-ventre, je sentais très nettement l'air expiré soulager, oxygéner la douleur de cette contraction comme si cette respiration *poussait la contraction utérine intense en dehors de mon corps.* C'est difficile à expliquer mais quand je faisais cette respiration j'avais la sensation que la vie entrait à l'inspiration et cheminait jusqu'en bas de mon corps avec l'expiration ».

• *Madame Y... Ipare*

« Aucune douleur fulgurante n'a été ressentie. Contrôle de mes contractions en me fermant au monde extérieur pour essayer de mieux en saisir le côté positif : ouverture du col pour enfin voir naître le bébé tant attendu et connaître son sexe. Chez moi, j'ai très bien contrôlé les contractions en comptant le temps qu'elles duraient et en surveillant leur rythme avec une extrême détente, étendue dans mon lit, entre chacune d'elles. Arrivée à la maternité mon col était déjà dilaté à 6-7 cm. Le bébé est né une heure plus tard... ».

• *Madame M...Ipare*

« Dans la relaxation, j'ai trouvé cette possibilité de rentrer en moi, de retrouver mon corps. Assise, position d'éveil, je synthétisais mieux les informations (contractions) et je réagissais mieux. Je m'accrochais à l'image (une rose blanche). J'entrais en elle. J'avais l'impression que cette rose s'ouvrait pour moi, qu'elle me donnait la possibilité, la permission de rentrer dedans et les pétales se refermaient sur moi. Je plongeais délicieusement dedans comme dans un hâvre de paix... ».

• *Madame L... Ipare*

« A part une ou deux contractions à la fin, j'ai eu l'impression de *ne jamais me laisser envahir ni dominer par la douleur.* Au contraire, il m'a semblé que je maîtrisais toujours les sensations et ceci grâce à la respiration et à la *concentration* sur la respiration. Mon travail a duré 3 ou 4 heures. Je souligne une image mentale qui m'a beaucoup aidée : l'idée que chaque contraction ouvre le col : j'avais vraiment l'impression de le sentir se dilater ».

- *Madame D... Ipare*

« J'ai pris la posture du 3e degré lorsque je suis passée en salle de naissance à 5 cm et j'ai gardé la respiration sophrologique jusqu'au bout. Pour mieux supporter les contractions utérines, *j'ai créé une tension en rentrant très fort* le bas du ventre en fin d'expiration ».

Conclusion

Aucune recherche ne peut se passer de statistiques. Après l'exposé des techniques et l'apport des témoignages, en quelques lignes, je me dois de vous donner des chiffres, ceux qui correspondent à 4 années de préparation des femmes à l'Hôpital ND-de-Bon-Secours;

Sur 2 000 femmes, 200 primipares ont fait l'objet d'une étude. Le critère retenu a été le nombre et la durée des contractions utérines, ainsi que l'intensité de leur caractère douloureux dont nous savons l'importance objective et subjective pour la femme. En voici les résultats :

— 27 % des femmes ont eu une période douloureuse de moins de 30 minutes.
— 48 % ont eu une période douloureuse se situant entre 30 minutes et 2 heures.
— 15 % ont eu une période douloureuse se situant entre 2 heures et 5 heures.
— 10 % ont eu une période douloureuse se situant au-delà de 5 heures.

De plus, nous avons observé chez ces femmes, une réduction du temps de dilatation du col utérin.

A ces critères chiffrables s'ajoute un caractère tout à fait spécifique, qui n'apparaît que chez les femmes préparées par la sophropédagogie obstétricale et maternelle, c'est le calme particulier dont elles font preuve dès l'apparition des premiers signes de leur accouchement.

Ce calme n'est pas le fruit d'une simple relaxation apprise.

Ce calme n'est pas le résultat d'un conditionnement.

Il témoigne d'une évolution des fonctions comportementale et physiologique de la femme face à sa grossesse et à son accouchement, d'un véritable renforcement de l'une et de l'autre de ces deux fonctions si on les compare à ce qu'elles sont en l'absence de préparation par la sophrologie obstétricale.

Sur le plan comportemental, la femme au lieu de subir son accouchement, « agit » son accouchement.

Sur le plan physiologique et plus particulièrement neurophysiologique, ce ne sont plus les émotions qui dominent la scène, envahissant le cortex et occupant la totalité de la conscience, c'est le cortex qui tient les rênes de « l'acte d'accoucher ».

Ce calme correspond à la mise en place des processus corticaux élevés qui président à l'élaboration de toute action consciente.

Ceci nous fait comprendre qu'il ne s'agit donc pas d'une attitude, d'un placage, d'un état plus ou moins hypnotique, mais d'un acte véritable. Dans cette dynamique gérée par la femme elle-même grâce à l'apprentissage de la sophropédagogie obstétricale et maternelle qui dépasse de loin la simple relaxation, les émotions non seulement subsistent, mais au lieu de déferler essentiellement dans le registre de l'angoisse et de la douleur, elles se stabilisent et s'enrichissent des apports d'une conscience qui les fait siennes et les intègre à son action.

Je souhaitais terminer sur ces données, les unes statistiques, faisant apparaître les résultats positifs de l'entraînement par la sophrologie obstétricale et maternelle, les autres neurophysiologiques, nous faisant voir la réalité des mécanismes profonds sans lesquels le vécu des femmes lors de leur accouchement ne contiendrait pas le bonheur authentique qu'elles expriment dans leurs récits.

Enfin pour ceux, sages-femmes et obstétriciens, que la curiosité conduira peut-être vers cette nouvelle discipline, j'ajouterai que la méthode, bénéfique pour la femme, l'est aussi pour nous, sur le plan professionnel et sur le plan personnel que d'ailleurs elle unit.

Sur le plan professionnel, elle facilite notre travail. En effet, la femme qui se prend en charge collabore avec la sage-femme — que celle-ci exerce seule ou en milieu hospitalier — et avec l'équipe médicale, quelles que soient les éventualités prévues ou imprévues de sa grossesse et de son accouchement.

En s'aidant elle nous aide.

Sur le plan personnel, nous nous apercevons que notre tâche ne consiste plus, seulement, à enseigner à la femme des techniques pratiques, mais aussi à l'éveiller à une autre façon d'être et que cela rejaillit sur nous, sur notre propre façon d'être et sur notre métier qui gagne en humanité.

C'est l'expérience que je vous souhaite de faire.

Glossaire

Activation intra-sophronique
Nom donné à certains exercices réalisés pendant la sophronisation qui tendent à développer ou à stimuler positivement le sujet.

Agglutinine (voir anticorps et Groupe Sanguin).

Agglutinines irrégulières (voir Groupe Rhésus).

Ambivalence

du latin ambo = deux
valere = valoir

Caractère de ce qui a deux aspects radicalement différents voire opposés.

Amniocentèse

vient du grec : amnion = membrane du fœtus
kentesis = action de piquer

Ponction transabdominale du liquide amniotique pratiquée à l'aide d'une aiguille fine. L'amniocentèse détermine la maturité fœtale (si l'on envisage une extraction avant terme), le degré de souffrance fœtale (en cas d'immunisation fœto-maternelle). Elle peut révéler le sexe et une anomalie génétique (trisomie 21 = mongolisme).

Amnioscopie

vient du grec : amnion = membrane du fœtus
skopein = examiner

Observation de la couleur du liquide amniotique grâce à un amnioscope (petit tube creux) qui est glissé dans le vagin et appliqué à l'intérieur du col, sur les membranes en fin de grossesse ou en début de travail. C'est à travers les membranes transparentes (sans les rompre) qu'on pourra déceler une souffrance fœtale. En principe le liquide amniotique est clair, incolore avec quelques flocons blancs de vernix (enduit sébacé blanc plus ou moins abondant qui recouvre la peau du fœtus). En cas de souffrance fœtale le liquide se teinte en jaune plus ou moins foncé, marron ou verdâtre. Cet examen se pratique assez souvent à l'arrivée à la maternité le jour de l'accouchement et beaucoup plus fréquemment en cas de terme dépassé.

Analgésie

vient du grec : an = sans
algas = douleur

Disparition de la perception douloureuse.

Analgésie péridurale

Anesthésie régionale qui entraîne l'insensibilisation de toute la partie inférieure du corps et qui laisse à la patiente toute sa conscience. L'anesthésiste, grâce à une aiguille, traverse le ligament qui sépare la troisième de la quatrième vertèbre lombaire et injecte un produit analgésique dans l'espace péridural sans franchir l'une des membranes protégeant la moëlle épinière, la dure mère d'où le nom d'analgésie péridurale : autour de la dure mère.

Les analgésiques agissent sur les nerfs sensitifs qui traversent l'espace péridural et assurent une insensibilisation de deux heures ou plus, suivant les doses injectées et la propre sensibilité de la patiente. Certains anesthésistes préfèrent injecter une dose unique, d'autres posent un cathéter, petit tuyau mince, dans lequel ils peuvent réinjecter « à la demande » de la patiente de nouvelles doses de produit analgésique.

La péridurale provoque une baisse de l'activité contractile de l'utérus et assez souvent le médecin doit poser une perfusion d'ocytociques afin de renforcer ou de régulariser les contractions utérines. La durée du travail est alors écourtée.

Les indications de « la péridurale » sont : un travail long avec un col qui ne s'ouvre pas ou très peu, un déclenchement...

Les contr'indications sont l'infection de la peau du dos, déformation importante de la colonne vertébrale lombaire, troubles de la coagulation, allergie aux anesthésiques locaux (les mêmes que les anesthésiques dentaires), affection neurologique.
Un fort pourcentage de forceps est observé lors de la péridurale car la femme ne sent pas ses contractions, n'a pas de réflexe de poussée et a du mal à diriger ses efforts expulsifs.

Anesthésie

Absence ou disparition d'un ou plusieurs types de sensibilité.

On distingue :

- *l'anesthésie générale :* elle a pour but d'entraîner une perte de la conscience, une abolition de la sensibilité et un relâchement musculaire.
- *l'anesthésie locale :* la disparition de la sensibilité doulou-

reuse est obtenue dans un territoire limité par infiltration ou pulvérisation d'un anesthésique local (pour les soins dentaires par exemple ou pour l'épisiotomie).

- *l'anesthésie loco régionale :* où l'abolition de la sensibilité, le plus souvent associée à l'abolition de la motilité volontaire, est obtenue par infiltration d'un anesthésique local autour de troncs nerveux ou de racines nerveuses.

Anesthésique

Substance médicamenteuse utilisée pour provoquer une anesthésie locale ou générale.

Anticorps

Substance produite par l'organisme pour se défendre contre un antigène. Chaque anticorps est spécifique d'un antigène donné c'est-à-dire qu'à chaque antigène correspond un seul anticorps et réciproquement. Par exemple : le virus de la rubéole (antigène), en pénétrant dans l'organisme, entraîne la production d'un anticorps anti-rubéole. Ainsi la patiente qui a déjà eu la rubéole est protégée contre ce virus grâce aux anticorps : elle est *immunisée.*

Les anticorps sont aussi appelés les agglutinines parce qu'ils ont tendance à provoquer une réaction d'agglutination (réaction de « défense » organique).

Antigène

Substance étrangère à l'organisme.
Substance contre laquelle l'organisme va se défendre.

Bouchon muqueux

Sécrétions du col de l'utérus. Il se situe à l'intérieur du col ; son aspect est gélatineux, glaireux, blanc, jaune ou grisâtre avec quelquefois un peu de sang rouge. Il assure un rôle de protection contre les microbes.

Cerclage du col

Geste chirurgical consistant à resserrer le col de l'utérus (s'il a tendance à s'ouvrir) grâce à un fil qui le maintient fermé. Le cerclage se pratique sous anesthésie en traitement d'avortements spontanés.

Césarienne

Incision chirurgicale de l'utérus gravide afin d'extraire l'enfant et le placenta.

Quelques indications de césariennes : bassin rétréci, présentation du front ou transversale, procidence du cordon, souffrance fœtale...

La césarienne est pratiquée, sous anesthésie générale ou sous anesthésie péridurale, au niveau du segment inférieur*. L'incision peut être horizontale, esthétique (type Pfannenstiel) ou médiane sous ombilicale qui est plus rapide donc utilisée en cas d'urgence (souffrance fœtale). L'enfant est extrait assez rapidement en 5 à 10 minutes environ. La césarienne dure environ 45 minutes à 1 heure.

Crampes

Contractions involontaires, intenses, douloureuses et transitoires des muscles striés. Elles peuvent être la conséquence d'une spasmophilie* (on peut traiter avec du calcium) ou du développement de varices (donner de l'acide pantothénique : Bépanthène).

Crevasse

Fissure ou gerçure du mamelon qui peut apparaître lors des premiers jours de l'allaitement et qui peut être le point de départ d'une complication mammaire, d'une infection.

Déclenchement

Accouchement provoqué. Il a pour but de mettre l'utérus « en travail » c'est-à-dire : obtenir des contractions utérines efficaces sur le col grâce à une perfusion d'ocytociques (syntocinon : médicament qui entraîne les contractions de l'utérus), et à une rupture artificielle des membranes.
Ses indications sont variables : terme dépassé, risque de souffrance fœtale... Un déclenchement est en général assez rapide et assez violent.

Décollement du pôle inférieur de l'œuf

Pour favoriser l'arrivée des contractions utérines, quelques jours avant le terme prévu, la sage-femme peut décoller, lors d'un toucher vaginal, largement avec le doigt, le pôle inférieur de l'œuf c'est-à-dire les membranes qui sont accolées à l'utérus. Ainsi la poche des eaux pourra s'enfoncer dans la lumière du col et tendra à en écarter les bords pour faciliter sa dilatation au moment des contractions.

Sur une patiente relaxée, ce geste de décollement est indolore et très utile.

Décubitus

Attitude du corps reposant à plat sur un plan horizontal.

Décubitus dorsal : couché sur le dos.

Décubitus ventral : couché sur le ventre appelé procubitus.

Décubitus latéral : allongé sur le côté.

Délivrance

Expulsion du placenta et des membranes environ 15 à 20 minutes après la sortie de l'enfant. Le placenta se décolle de l'utérus grâce à quelques contractions et la sage-femme peut alors appuyer avec sa main sur le fond utérin pour exercer une pression qui chasse le placenta hors du vagin. Cette délivrance physiologique est dite « naturelle ».

Dans certains cas précis (par exemple : hémorragie de la délivrance ou absence de décollement placentaire) le médecin ou la sage-femme devra pratiquer sous anesthésie générale l'extraction manuelle du placenta : on parle alors de délivrance artificielle.

Désophronisation

Processus qui permet au sujet de retrouver le niveau ordinaire de conscience : celui de veille.

La désophronisation se pratique en fin de séance de sophronisation, alors que le sujet est encore relaxé dans le niveau sophroliminal.

Elle se fait progressivement, mentalement ou guidée par le sophrologue. Le sujet commence par respirer de plus en plus profondément ; ensuite il bouge les doigts des mains, les muscles du visage et les orteils ; enfin le sujet s'étire librement d'abord doucement puis plus énergiquement avant d'ouvrir les yeux.

Dilatation du col

Première phase de l'accouchement qui comporte un temps d'effacement du col (disparition progressive du relief du col) et un temps de dilatation proprement dite (ouverture progressive de l'anneau cervical) pour aboutir à la disparition complète du col permettant ainsi à la présentation (tête fœtale) de descendre dans le vagin pour sortir à la vulve.

La dilatation ne peut s'effectuer que grâce à des contractions utérines régulières, de bonne intensité.

Dosages hormonaux

En début de grossesse le dosage d'H.C.G. (hormone chorionique gonadotrophine) confirme les signes cliniques d'un début de grossesse.

Au cours du 3e trimestre de grossesse, l'H.C.S. ou H.P.L. (hormone chorionique somato-mammotrophique ou hormone lactogène placentaire) est le témoin du fonctionnement placentaire.

Le dosage d'œstriol est le reflet de la croissance et de la vitalité fœtale.

Le dosage du pregnandiol, urinaire (un des principaux produits de dégradation de la progestérone) renseigne sur la croissance et l'activité fonctionnelle du placenta.

Dystocie

du grec : dys = mauvais
tokos = accouchement

Terme recouvrant les difficultés qui peuvent survenir lors de l'accouchement et en gêner ou en empêcher le déroulement normal.

Par exemple : dystocie mécanique (bassin osseux rétréci)
dystocie dynamique (anomalie de la contraction utérine).

Echographie

Méthode d'exploration d'un organe par l'étude de la réflexion d'un faisceau d'ultrasons par les interfaces entre les milieux d'impédance acoustique différente. La réflexion des ondes ultrasoniques constitue des « échos » qui peuvent montrer sur un écran la forme et le volume du fœtus. En début de grossesse, son utilité est la vérification de la « bonne » place de l'embryon dans l'utérus (diagnostic différentiel de grossesse extra-utérine).

On peut mesurer le diamètre bi-pariétal du fœtus (diamètre compris entre les deux os pariétaux de la tête) ; son augmentation au fil des mois prouve que le fœtus grossit bien.

On peut observer le cœur du fœtus qui bat, ainsi que ses mouvements, ses reins...

Avec certains appareils perfectionnés, on peut voir le fœtus ouvrir et fermer les paupières, déglutir du liquide amniotique, sucer son pouce... ce qui est extraordinaire pour la femme enceinte.

L'échographie ne comporte aucun danger tant pour la mère que pour l'enfant.

Engorgement

Montée laiteuse trop importante avec tension douloureuse des seins qui sont durs à la palpation. Le bébé ne peut pas bien têter.

Episiotomie

Incision du périnée à partir de l'orifice vulvaire pratiquée lors de l'expulsion pour éviter une déchirure périnéale et pour accélérer la sortie du fœtus si son état le réclame (par ex. : prématurité). Le plus souvent l'épisiotomie est faite après une anesthésie locale.

Epreuve du travail

Méthode d'expectative qui consiste à tenter, pendant quelques heures, un essai d'accouchement par les voies naturelles avec des contractions utérines de bonne intensité.

Eutocie

du grec : eu = bon, bien
tokos = accouchement

Adjectif : eutocique — déroulement harmonieux des différentes phases de l'accouchement.

Faux travail

Série de contractions utérines plus ou moins régulières, plus ou moins douloureuses (qui n'ouvrent pas ou très peu le col de l'utérus). Il peut durer plusieurs heures puis disparaître complètement ou précéder la véritable entrée en travail de quelques heures ou de quelques jours.

On considère qu'une femme est vraiment « en travail » quand les contractions entraînent une dilatation franche et progressive du col.

Forceps

Instrument destiné à saisir la tête fœtale engagée pour la diriger et extraire l'enfant quand la descente ou le dégagement de la présentation est arrêté ou trop lent, ou quand la mère fatiguée ou atteinte de cardiopathie ne doit pas faire d'efforts violents pour pousser son bébé, enfin quand le fœtus montre des signes de souffrance fœtale afin d'accélérer sa sortie.

Les forceps ou cuillères (ils ressemblent à deux grandes cuillères) peuvent être à branches (comme le manche d'une cuillère) croisées ou parallèles. Chaque cuillère comporte une courbure s'adaptant comme un moule à la tête fœtale et une courbure s'adaptant au bassin.

L'anesthésie générale est rare ; le plus souvent une anesthésie locale suffit. L'épisiotomie est systématique lors d'une pose de forceps.

Gravide

du latin gravidus = lourd, plein

Qui est en état de grossesse (utérus gravide).

Groupe sanguin

Les groupes sanguins font partie du phénomène physiologique : la réaction antigène-anticorps.

Les groupes sanguins A, B, O correspondent à des antigènes portés par les globules rouges sanguins et à des anticorps présents dans le sérum sanguin.

• *Antigènes → Agglutinogènes*

Les antigènes des globules rouges sont appelés agglutinogènes.
Il existe deux agglutinogènes : A et B.
Un individu est dit du groupe A quand ses globules sont porteurs de l'agglutinogène A.

Il est du groupe B quand ses globules portent l'agglutinogène B.

Il est du groupe AB quand ses globules portent simultanément les deux agglutinogènes A et B.

Il est du groupe O si ses globules ne portent aucun agglutinogène.

• *Anticorps → Agglutinines*

Le sérum sanguin contient des anticorps appelés agglutinines qui lui permettent de détruire les globules rouges des groupes sanguins étrangers au sein. Cette destruction s'appelle : *hémolyse.*
Par exemple : un individu du *groupe A* ne peut recevoir une transfusion du groupe sanguin B (car l'agglutinine présente dans le sérum du groupe A provoquerait l'hémolyse de l'agglutinogène B) mais il peut recevoir une transfusion de sang du groupe A ou du groupe O (car les globules de ce groupe ne portent aucun agglutinogène).

Groupe rhésus

Est défini par l'existence sur les globules rouges d'un agglutinogène Rhésus.

Un individu est du groupe Rhésus positif ou Rh+ quand il porte sur ses globules l'agglutinogène rhésus.

Un sujet est du groupe Rhésus négatif ou Rh– quand il ne porte pas sur ses globules l'agglutinogène rhésus.
A priori un sujet appartenant au Rh+ ou au Rh– ne possède pas d'anticorps dans son sérum donc pas d'agglutinine anti-rhésus, mais un individu Rh– est capable de produire des agglutinines anti-rhésus appelées *agglutinines irrégulières* si il est mis en contact avec du sang de groupe Rh+ soit lors d'une « erreur » de transfusion avec du sang Rh+ soit par une grossesse avec enfant du groupe Rh positif.

En conclusion pour l'obstétrique :

I. — Une femme du groupe Rh+ ne possèdera jamais d'agglutinine anti Rh donc il n'y aura jamais d'accident d'incompatibilité sanguine.

II. — Une femme du groupe Rh –

1. Ne possède pas d'agglutinine anti Rhésus, (sauf si elle a eu antérieurement une transfusion de sang Rh+), donc à sa première grossesse il n'y aura pas d'accident même si son enfant est de groupe Rh+.
Si tous ses enfants sont de Rh– elle n'aura jamais d'accident, mais une grossesse avec un enfant Rh+ provoque chez la mère la formation d'agglutinines anti-rhésus.

2. A la grossesse suivante si le deuxième enfant est encore Rh+, les agglutinines irrégulières de la mère passent à travers le placenta et provoquent l'hémolyse des globules rouges de l'enfant (d'où son nom de maladie hémolytique néo-natale ou ictère grave du nouveau-né). Ce deuxième enfant augmente encore le taux des agglutinines dans le sérum de la mère.

3. Ainsi de grossesse en grossesse avec des enfants Rh+ l'hémolyse est de plus en plus grave.

Pour éviter ces accidents

Pendant la grossesse, chez une femme du groupe Rh négatif, on demande une recherche d'agglutinines irrégulières (R.A.I.). La plupart du temps fort heureusement elle se révèle négative.
Après l'accouchement de cette femme Rh– on fait systématiquement une R.A.I. et le groupe rhésus de l'enfant.
— Si l'enfant est Rh–, comme sa mère, il n'y a pas de problème.
— Si l'enfant est Rh+, comme son père, on injecte à sa mère (dans les 72 heures qui suivent l'accouchement) une dose de gammaglobulines anti D qui neutralise toutes les agglutinines irrégulières qui sont passées dans sa circulation ; ainsi la femme se trouve protégée pour la grossesse suivante. On agira de la même façon à chaque grossesse. Ces examens doivent être pratiqués

pour toute fausse-couche ou interruption volontaire de grossesse (I.V.G.) chez une femme Rh négatif.

De cette façon les accidents de la maladie hémolytique du nouveau-né qui sont dus au facteur rhésus peuvent être évités.

Hémolyse

du grec : haima = hématies - globules rouges
lysis = destruction

Destruction des globules rouges.

Hémorroïde

Varices des veines de l'anus. On distingue des hémorroïdes externes visibles à l'inspection et des hémorroïdes internes situés à l'intérieur du canal anal. Le gonflement des hémorroïdes est douloureux. Le traitement est le repos des jambes surélevées, le port de bas à varices placés le matin avant d'avoir posé les pieds à terre.

Immunité

Acquisition par l'organisme de défenses nouvelles et spécifiques à la suite d'une infection. L'immunité peut être acquise à la suite d'une infection ou d'une vaccination.

Elle peut être passive à la suite d'une injection de sérum d'origine humaine ou animale contenant des anticorps spécifiquement actifs sur un antigène déterminé.

C'est cette immunité qu'on provoque en injectant des immunoglobulines polyvalentes ou spécifiques.

Incompatibilité rhésus

voir Groupe Rhésus.

Liquide amniotique

Liquide dans lequel baigne le fœtus à l'intérieur de l'utérus. Il protège l'enfant d'éventuels chocs et assure son hydratation. Grâce à lui le fœtus se développe et bouge plus facilement. Il se forme sans arrêt et se renouvelle complètement en quelques heures. Sa formation provient en partie :

— de la sécrétion des cellules de la membrane amnios qui tapisse l'intérieur de l'utérus,
— du sérum sanguin maternel qui filtre à travers les membranes,
— du sérum sanguin du cordon ombilical de l'enfant,
— des urines fœtales.

Sa résorption est assurée par l'amnios et par ce qui est ingurgité par le fœtus. Il y a donc un équilibre entre la formation et la résorption du liquide. Il est incolore, clair avec quelques flocons blancs, parfois teinté en jaune, marron ou verdâtre lors d'une souffrance fœtale.

Lochies

Ecoulement séro-sanguinolant provenant de l'utérus qui s'observe après l'accouchement approximativement pendant 10 à 15 jours.

Méconium

du grec : mêkônion = suc de pavot.

Matière ressemblant à une pâte fine, noirâtre (comme le suc de pavot) contenue dans l'intestin du fœtus et du nouveau-né dans les trois premiers jours après la naissance. L'expulsion du méconium en fin de grossesse ou pendant l'accouchement est un signe de souffrance fœtale qui est recherché, si les membranes ne sont pas rompues, par l'amnioscopie.

Monitorage ou monitoring

Enregistrement permanent du rythme cardiaque fœtal et de la pression des contractions utérines.

Il permet la détection automatique et instantanée des troubles du rythme cardiaque ou des anomalies de la contraction utérine (dystocie dynamique).

Multigeste

Femme dont la grossesse a été précédée d'une ou plusieurs autres grossesses.

Multipare

Femme dont l'accouchement a été précédé d'un ou plusieurs accouchements.

Niveau sophro-liminal

Mots désignant les limites diffuses qui séparent les niveaux de veille des niveaux du sommeil. Ces limites, selon le Docteur CAYCEDO, constituent une bande ou phase très sensible que le sophrologue ou la personne elle-même utilise dans un sens positif pour renforcer les structures de la conscience.

Un sujet non entraîné traverse journellement ce niveau sophroliminal offrant une zone dangereuse car susceptible d'être « infiltrée » par des éléments négatifs (préoccupation, angoisse, anxiété), étant donné qu'à ce moment la veille diminue ses défenses et que les structures des niveaux de sommeil, avec ses défenses caractéristiques, ne sont pas encore en jeu. Dans la relaxation dynamique on utilise cette zone en renforçant le positif.

Parturiente

Femme en travail.

Peau et grossesse

La grossesse quelquefois favorise la croissance des cheveux ; par contre on peut remarquer une chute de cheveux plus importante que d'habitude trois à quatre mois après l'accouchement.

On peut observer chez certaines femmes une hypertrichose (augmentation de la pilosité) ainsi qu'une hyperpigmentation (peau plus foncée) surtout chez les femmes brunes notamment sur la région génitale et l'aréole des seins.

« Le masque de grossesse » correspond à des plaques sur le front, les tempes et les joues ; une « ligne brune » peut se dessiner : ligne médiane sous et même sus ombilicale. Ces phénomènes disparaissent après l'accouchement. Les vergetures* rouges puis blanches sont observées chez 90 % des femmes enceintes ; de même quelques femmes observent des modifications au niveau des gencives qui sont hypertrophiées et qui ont tendance à saigner.

Pelvis

Petit bassin.

Physiologique

du grec : physis = nature
logos = science

Naturel.

Poche des eaux

Ensemble constitué par les membranes (chorion et amnios) du pôle inférieur de l'œuf et par le liquide amniotique. On parle de poche des eaux pendant la période de dilatation du col (poche des eaux perçue, intacte ; poche des eaux bombante).

Elle peut se rompre naturellement (rupture spontanée) ou être rompue par la sage-femme (rupture artificielle).

Sa rupture est indolore. Quelquefois la femme dit avoir perçu un petit bruit lors de la rupture.

Primigeste

du latin : primus = premier
gestare = porter
Femme enceinte pour la première fois.

Primipare

du latin : primus = premier
parere = enfanter
femme qui accouche pour la première fois.

Exemple : une femme primipare et troisième geste signifie que c'est la troisième fois qu'elle est enceinte (elle a dans ses antécédents deux fausses couches ou deux interruptions volontaires de grossesses) mais qu'elle va accoucher pour la première fois.

Prophylaxie

Ensemble des mesures destinées à empêcher l'apparition ou la propagation d'une maladie.

Pyrosis

Brûlure épigastrique et œsophagienne ascendante suivie de régurgitations acides. Cette brûlure peut être intense survenant après ou en dehors des repas. La femme enceinte peut prendre des pansements gastriques ou des anti-acides.

Radiopelvimétrie

Mensuration des diamètres du bassin, du pelvis sans danger pour le fœtus en fin de grossesse. Cet examen radiologique du bassin n'est pratiqué que lorsque l'examen clinique du bassin (réalisé par le toucher vaginal avec les doigts) semble montrer un bassin petit. Ainsi, grâce à des radios, en tenant compte de la grosseur de l'enfant, une décision peut être prise soit d'accouchement par les voies naturelles, soit de césarienne, soit, dans le doute, une épreuve du travail*.

Récupération

(voir sensation de récupération).

Relaxation dynamique

C'estune sophronisation de caractère dynamique.

Elle se compose de trois degrés :

- le 1er degré ou relaxation dynamique concentrative
- le 2e degré ou relaxation dynamique contemplative
- le 3e degré ou relaxation dynamique méditative

Révision utérine

Geste manuel permettant de vérifier la vacuité et l'intégrité de l'utérus après la délivrance (par exemple : si le placenta ne paraît pas complet la sage-femme ou le médecin introduit une main dans l'utérus pour retirer un cotylédon placentaire). Ce geste peut s'effectuer avec ou sans anesthésie si la patiente est bien relaxée.

Schéma corporel

Image que le sujet se fait de son propre corps par la perception qu'il a de l'agencement spatial des diverses parties de son corps.

Sciatique

Douleur liée à l'irration du nerf sciatique qui peut se traduire chez la femme enceinte par une douleur siégeant à la face postérieure de la cuisse, au mollet, au pied, aux orteils. Le médecin dans certaines crises aiguës peut prescrire des anti-inflammatoires ou des infiltrations de procaïne.

Segment inférieur

Partie basse de l'utérus gravide situé entre le corps et le col qui ne s'individualise qu'en fin de grossesse.

Sensation de récupération

Mot employé dans la relaxation dynamique pour désigner les moments postérieurs aux exercices.

Les sensations de récupération enrichissent la connaissance que le sujet peut avoir de son corps. Le sujet mémorise ces sensations dans sa conscience et comme corps et conscience travaillent ensemble, le sujet peut trouver un meilleur équilibre, épanouissement de son être tout entier.

Sialorrhée

Encore appelée ptyalisme. C'est un excès de salive qui peut se produire pendant la grossesse.

Sophro-acceptation progressive

Lors d'une sophronisation simple, le sujet se représente une image positive dans un avenir proche, une situation où il intervient personnellement ; il peut choisir une scène qui se passe dans un mois ou dans deux mois ; il se voit à une heure du jour ou de la nuit. Dès l'apparition de cette scène le sujet renforce (seul ou avec l'aide du sophrologue) l'acceptation du schéma corporel et l'acceptation du « schéma existentiel » en insistant sur les points positifs, constructifs. Les séances postérieures raccourcissent la projection mentale de l'image future pour en arriver aux jours suivant l'entraînement.

Elle est utilisée dans la préparation sophrologique à la maternité.

Sophronisation

Processus qui mène à la modification des niveaux de la conscience afin d'obtenir le niveau sophro-liminal.

La personne apprend un procédé de relaxation facile avec l'intention de modifier le tonus musculaire et les niveaux de conscience.

Spasmophilie

Pendant la grossesse il peut exister des manifestations mineures de la spasmophilie : lipothymies (sensations d'évanouissement sans perte de connaissance), étourdissements, bourdonnements d'oreille, fourmillements des extrêmités, sensations de malaise et de fatigue. Quelquefois ces symptômes disparaissent avec un apport de calcium.

Syndrôme ostéo-musculo-articulaire

Lié à la grossesse, encore appelé « syndrôme douloureux pelvien » est assez fréquent dans les derniers mois avant la date d'accouchement. Il s'agit de douleurs abdominales-pelviennes avec pesanteur désagréable dans le bas-ventre qui peuvent gêner lors de la marche. La guérison peut être plus ou moins rapide avec du potassium ou des anti-inflammatoires.

Terpnos-Logos

Mot d'origine grecque désignant, en sophrologie, la façon verbale, le ton harmonieux avec lequel le sophrologue dirige la sophronisation.

Tétanie

La tétanie peut s'observer pendant la grossesse. Elle est caractérisée par des crises de contracture surtout marquées aux mains et aux pieds. Elle est assez fréquente chez les femmes qui pratiquent la respiration haletante au moment des contractions utérines pendant l'accouchement à cause de l'alcalose produite par la sortie excessive de gaz carbonique.

Toxoplasmose

Maladie due à un parasite protozoaire, elle passe le plus souvent inaperçue. C'est une affection grave lors d'une grossesse en raison du risque de transmission au fœtus. C'est pourquoi son dépistage est devenu systématique lors de l'examen prénuptial ou lors du premier examen de grossesse. Si l'immunité contre la toxoplasmose n'est pas acquise on pratique chaque mois une recherche d'anticorps.
La présence d'anticorps, survenant en cours de grossesse, est le témoin d'une infestation pendant la grossesse.
Prophylaxie : on conseillera à la femme enceinte de manger uniquement de la viande très cuite et d'éviter le contact avec les chats.

Tranchées

Contractions utérines plus ou moins douloureuses qui se poursuivent après l'accouchement pendant deux ou trois jours pour vider l'utérus en évacuant les lochies*. Pour la multipare les tranchées sont plus importantes que pour la primipare, surtout si elle allaite : à chaque début de tétée l'utérus se contracte.

Travail

Il est caractérisé par des contractions utérines intermittentes, progressives, involontaires, plus ou moins douloureuses, efficaces, correspondant aux périodes d'effacement et de dilatation du col utérin.

Varice

Dilatation permanente d'une veine.

Vergetures

Elles se présentent sous l'aspect de petites cicatrices rouges, violacées au début, larges de quelques millimètres qui apparaissent chez certaines femmes vers le milieu de la grossesse, sur l'abdomen au-dessous de l'ombilic, les hanches, les seins et le haut des cuisses. Elles deviennent blanches, nacrées, lisses ou fripées, indélébiles. Aucun traitement actuel ne peut les prévenir. Elles sont dues à un relâchement des fibres élastiques de la peau et à un changement hormonal pendant la grossesse.

BIBLIOGRAPHIE

BALINT M. : *Le Médecin, son malade et la maladie.* Petite bibliothèque Payot, 1980.

BAUDET J. et DAFFOS F. : *Obstétrique pratique.* Maloine 1977.

BERTHERAT T. : *Le corps a ses raisons.* Seuil 1976.

BROSSE T. : *La Conscience-Energie.* Edition Présence 1978.

CAYCEDO A. : *Dictionnaire abrégé de la sophrologie et de la relaxation dynamique.* Emegé 1972.

CAYCEDO A. : *Progrès en sophrologie.* Enciclopedia Sofrologica 1969.

CHOGYAM TRUNGPA : *Méditation et action.* Fayard 1978.

COLLET L. et JUENET Ch. : *Rétroaction biologique et relaxation.* Les cahiers médicaux 1981.

COMROE J.H. : *Physiologie de la respiration.* Masson 1967.

COULON-ARPIN M. : *La maternité et les sages-femmes de la préhistoire au XXe siècle,* tome I, tome II. Edition Roger Dacosta, Paris 1982.

COURSAULT R. : *Les traditions populaires en Touraine.* Edition Maisonneuve et Larose 1976.

CREFF A. : *Abrégé d'obésité.* Masson 1980.

CREFF A. : *Les kilos de trop.* Laffont 1982.

CREFF J. : *Le fœtus entend-il ?* Bulletin de sophro-pédagogie obstétricale et maternelle 1983.

DEA TRIER MORCH : *Les enfants de l'hiver.* Denoël-Gonthier 1982.

DELAISI DE PARSEVAL : *La part du père.* Seuil 1981.

DESHIMARU TAISEN : *La pratique du Zen.* Albin Michel 1981.

DESHIMARU TAISEN : *Questions à un maître Zen.* Retz 1981.

DODSON F. : *Tout se joue avant six ans.* Marabout 1972.

DURIX C. : *Cent clés pour comprendre le Zen.* Le courrier du livre 1976.

ELIADE Mircea. : *Le yoga.* Petite bibliothèque Payot 1977.

ENGLAND M. : *Atlas en couleurs de la vie avant la naissance.* Maloine 1984.

FARABEUF L.H. et VARNIER H. : *Introduction à l'étude clinique et à la pratique des accouchements.* Georges Steinheil Editeur.

FERGUSON M. : *La révolution du cerveau.* Calmann Lévy 1974.

GORDON T. : *Parents efficaces.* Marabout 1981.

GUIRAO M. : *Anatomie de la conscience. Anatomie sophrologique* (adaptation française par le Docteur J. Creff, Maloine 1979).

KAMINA P. : *Anatomie gynécologique et obstétricale.* Maloine 1983.

KAPLEAU P. : *Les trois piliers du Zen.* Stock 1972.

KŒSTLER A. : *Les racines du hasard.* Calman Lévy 1972.

LAMAZE F. : *Qu'est-ce que l'accouchement sans douleur ?* Savoir et connaître 1956.

LEBOYER F. : *Pour une naissance sans violence.* Seuil 1974.

LEFEBURE F. : *La respiration rythmique.* Le courrier du livre 1976.

LEPAGE F., LANGEVIN-DROGUET G. : *La préparation à l'accouchement sans crainte.* Masson 1958.

LEVY J. : *L'éveil du tout petit « Gymnastique du premier âge ».* Seuil 1972.

MERGER R. et CHADEYRON P.A. : *« L'accouchement sans douleur ».* P.U.F. Que sais-je ? 1964.

MERGER R., LEVY J. et MELCHIOR J. : *Précis d'obstétrique.* Masson 1967.

MONTAGU A. : *La peau et le toucher.* Seuil 1979.

ODENT M. : *Bien naître.* Seuil 1976.

READ G.D. : *L'accouchement sans douleur.* Edition Colbert 1953.

RENNERT Z., COHEN B., GOIRAND C. : *L'accouchement sans douleur.* Vigot Frères 1975.

REVAULT D'ALLONES C. : *Le mal joli.* 10/18 1976.

ROBERT J.M. : *Comprendre notre cerveau.* Seuil 1982.

RUCHPAUL E. : *La demeure du silence. L'air du temps.* Gallimard 1975.

SEGUY B., CHAVINIE J., MICHELON B. : *Obstétrique.* Maloine 1971.

SCHULTZ J.H. : *Le training autogène.* P.U.F. 1979.

SRI AUROBINDO : *La pratique du yoga intégral.* Albin Michel 1976.

SRI AUROBINDO : *La synthèse des yoga. Le yoga de la perfection de soi.* Buchet Castel 1977.

THIRION M. : *L'allaitement.* Ramsay 1980.

ZEBROFF K. et P. *Yoga pour enfants.* Flammarion 1976.

Naître et ensuite — Les cahiers du nouveau-né — No 1 et 2 — Stock 1978.

Corps de mère — Corps d'enfant — Les cahiers du nouveau-né — No 4 — Stock 1980.

L'art de l'allaitement maternel — La letche league international.

Remerciements pour les photos à :

. Florence et Rémi,
. Christine et Jacques,
. Marie-Christine et Patrick,
. Anne-Françoise,
. Malika et Laurent,
. Véronique et Jean-Olivier,
. Silvia et Pierre,
. Laurence et Pierre,
. Marie et Claude,
et à Michèle.

TABLE DES MATIÈRES

Achevé d'imprimer en Novembre 1986
pour le compte de Maloine s.a. Éditeur Paris
sur les presses de l'Imprimerie Marcel Bon 70 Vesoul
DL n° 3101

Imprimé en France